DE LA MÉNINGITE TUBERCULEUSE CHEZ L'ENFANT

Par le Docteur E. SCHOULL

(DE TROYES)

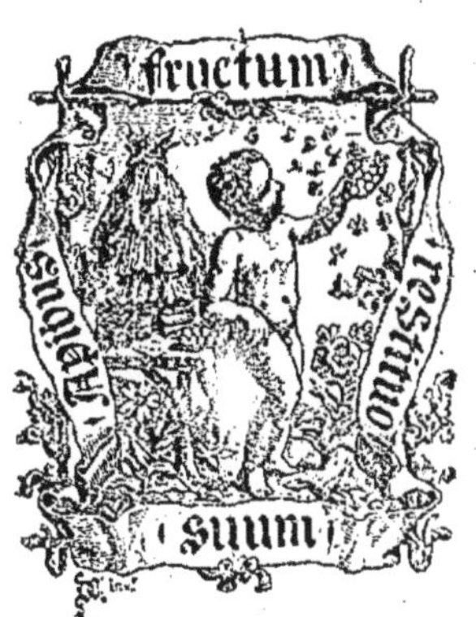

PARIS
SOCIÉTÉ D'ÉDITIONS SCIENTIFIQUES
PLACE DE L'ÉCOLE-DE-MÉDECINE
4, RUE ANTOINE-DUBOIS, 4

1894

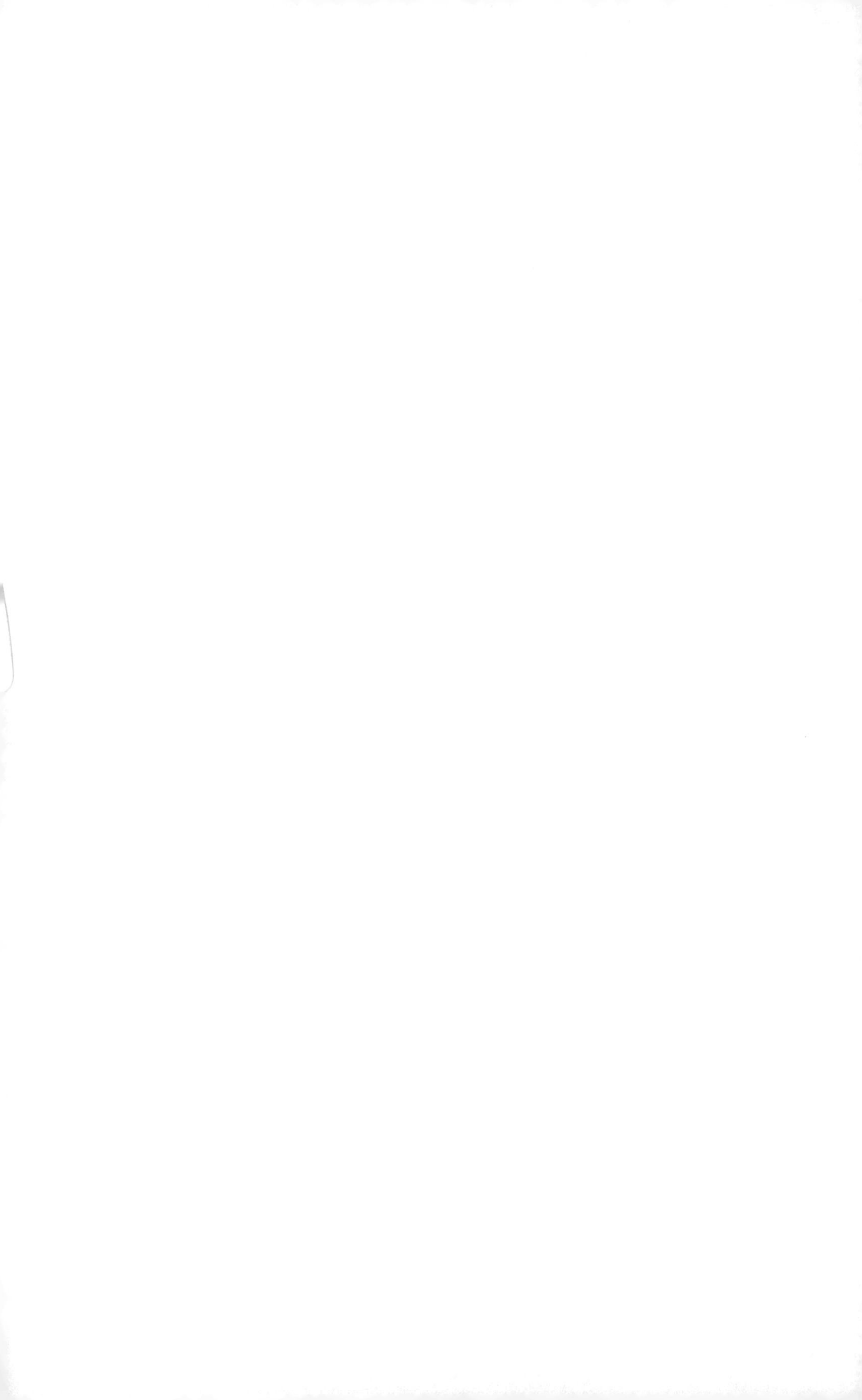

DE LA

MÉNINGITE TUBERCULEUSE

CHEZ L'ENFANT

TRAVAUX DU MÊME AUTEUR

Des moyens d'empêcher l'intoxication mercurielle chez les ouvriers employés au sécrétage des peaux (fabrication de chapeaux de feutre) : *Revue d'hygiène*, 1882.

Tuberculose du testicule : *Progrès médical*, 1883.

Traitement de la tuberculose pulmonaire, en particulier par l'acide borique à haute dose : *Gazette hebdomadaire*, 1887.

Même sujet : Congrès pour l'étude de la tuberculose, 1888.

Rapport à l'Académie de Médecine sur les vaccinations à Aïn-Draham (Tunisie). Relation succincte d'expériences faites en 1885 pour prouver la non-contagiosité de la tuberculose par le vaccin (Médaille d'argent 1888).

De la révulsion locale dans le traitement de la fièvre typhoïde : Mémoire à l'Académie, 1890.

De la fièvre typhoïde en Tunisie et en particulier des épidémies de Gabès (1888) et Tunis (1889) (en collaboration avec le Dr Gruson) : Mémoire à l'Académie (Médaille d'argent 1890).

De la fièvre typhoïde à Tunis (1890). Rapport à l'Académie (Rappel de médaille d'argent 1891).

De la contagiosité de la tuberculose par les aliments des phtisiques. Communication au deuxième Congrès pour la tuberculose et Mémoire à l'Académie (Mention très honorable, Prix Stansky, 1892).

Un cas de myxoedème guéri par des injections de liquide thyroïdien, et un cas de cancer de l'estomac amélioré par des injections de liquides testiculaire et cérébral. Mémoire à l'Académie, sept. 1892.

De l'efficacité des lavements de créosote dans les complications pulmonaires graves de la fièvre typhoïde : Mémoire à l'Académie, 1892.

Note sur un moyen pratique de fixation du tube dans le drainage de la cavité utérine : *Gazette des hôpitaux*, 1893.

DE LA MÉNINGITE TUBERCULEUSE CHEZ L'ENFANT

Par le Docteur E. SCHOULL

(DE TROYES)

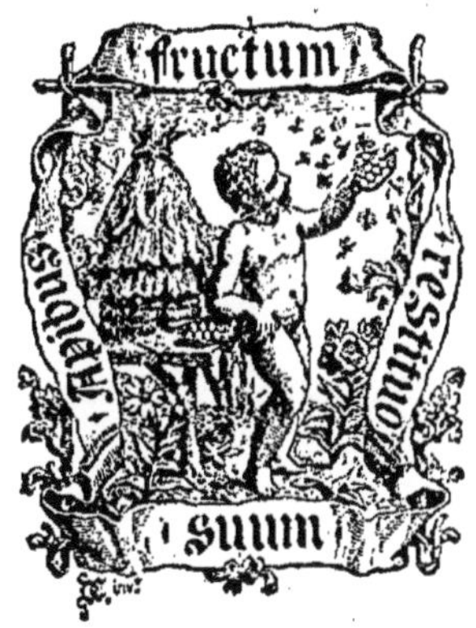

PARIS
SOCIÉTÉ D'ÉDITIONS SCIENTIFIQUES
PLACE DE L'ÉCOLE-DE-MÉDECINE
4, RUE ANTOINE-DUBOIS, 4

1894

DE LA

MÉNINGITE TUBERCULEUSE CHEZ L'ENFANT

De toutes les maladies de l'enfance, la méningite tuberculeuse, sans contredit la plus terrible, est presque universellement considérée comme fatalement mortelle.

Nombre de médecins des plus distingués, persuadés qu'une intervention active augmenterait inutilement les souffrances du malade, ne cherchent même plus à lutter contre cette maladie quand elle est confirmée; nous repoussons cette opinion avec la plus grande énergie : tel est le but de ce modeste travail.

A la suite d'observations assez nombreuses, nous sommes, pour notre part, convaincu fermement que si la méningite tuberculeuse n'est pas souvent curable, elle l'est quelquefois; cela suffit pour que le médecin lutte jusqu'au bout, car il aura des surprises dans le genre de celle que comporte une observation relatée plus loin.

Historique. — Voulant étudier la méningite tuberculeuse, principalement aux points de vue clinique et thérapeutique, nous n'insisterons pas sur l'historique de la question ; rappelons seulement que l'importance des granulations tuberculeuses dans la pathogénie des accidents de la méningite n'est connue que depuis les travaux de Guersant, Papavoine, Bayle, Valleix, Empis, Rilliet et Barthez, etc... Avant eux, avec Whytt, qui, le premier, a donné une description magistrale de la maladie (1768), Fothergill, Coindet, Odier, etc., on attribuait tous les symptômes à l'accumulation de sérosité dans les ventricules, d'où les noms primitifs d'*hydropisie du cerveau*, d'*hydrocéphalie interne*, d'*hydrocéphalie aiguë*, absolument abandonnés aujourd'hui, sauf par les auteurs anglais. On sait, en effet, que cette accumulation de sérosité, parfois peu abondante du reste, ne constitue qu'une lésion secondaire, en ce sens qu'il n'y a pas de relation certaine entre la quantité de liquide et l'intensité des symptômes ou la rapidité de leur marche.

Guersant, en 1827, avait donné à l'hydrocéphalie le nom de *méningite granuleuse*, en raison des granulations qu'il avait constatées dans les méninges ; c'était aussi le nom préféré plus tard par Empis, qui ne croyait pas à la nature tuberculeuse de ces granulations. Celle-ci a été établie nettement, en 1830, par Papavoine, qui a donné à la maladie l'appellation de *méningite tuberculeuse*, qu'elle a conservée depuis lors.

ÉTIOLOGIE

Comme le dit si justement M. Archambault dans son remarquable article du *Dictionnaire des sciences médicales*, « un fait général domine toute la question de causalité de la méningite tuberculeuse : c'est que cette dernière est moins une maladie distincte au point de vue de sa nature, une véritable entité morbide, qu'une dépendance, une manifestation locale de ce grand tout qui constitue la diathèse tuberculeuse ». Cette proposition est vraie le plus souvent, car, si l'on peut rencontrer parfois la méningite tuberculeuse chez un enfant robuste, sans antécédents personnels scrofulo-tuberculeux, il est rare qu'on ne découvre pas, chez les parents, des antécédents diathésiques quelconques, ou chez les collatéraux des manifestations tuberculeuses.

Legendre (1852) prétendait que la maladie débute le plus souvent au milieu d'une santé parfaite ; tous les faits observés prouvent, au contraire, que la méningite est presque toujours précédée de phénomènes prodromiques spéciaux, différant en cela de la phlegmasie franche.

Age. — La méningite tuberculeuse est surtout fréquente dans l'enfance et se produit, en général, avant l'adolescence. Elle peut se montrer dans les premiers mois de la vie, comme l'ont observé Guersant, Barthez, Blache, Archambault, Bouchut. D'après Rillet et Barthez, c'est de deux à sept ans que la maladie fait le plus de victimes; à partir de l'âge de onze ans, la méningite tuberculeuse devient beaucoup moins commune; elle est rare après quinze ans; pourtant on l'observe parfois à des âges plus avancés.

Nous en avons vu un cas chez une jeune fille de vingt ans et un autre chez un homme de quarante-deux ans, tous deux très nets. Bailly en rapporte un exemple à quarante-six ans. Guersant cite un cas vers soixante-huit ans. D'après nos propres observations, la maladie est commune surtout de deux à quatre ans et diminue de fréquence à mesure que l'enfant avance en âge.

Sexe. — Le sexe paraît n'avoir aucune influence : d'après Fothergill, la méningite est plus fréquente chez les garçons ; suivant Becquerel, au contraire, les filles en sont plus souvent atteintes; Coindet paraît constater l'égalité de chiffre entre les deux sexes. Le relevé fait par M. Archambault, à l'hôpital des Enfants-Malades et portant sur une période de dix ans, donne, sur quatre cent quatorze cas, deux cent douze filles et deux cent deux garçons, c'est-à-dire un nombre à peu près égal.

Saisons. — L'influence des saisons n'est pas plus manifeste; d'après Piet, Rilliet et Barthez, Barrier, la maladie serait plus fréquente au printemps et en été (en raison peut-être des insolations possibles), mais réellement la différence est si minime que l'on ne peut en tenir compte.

CONDITIONS SOCIALES. — Les auteurs ont remarqué la fréquence plus grande de la méningite tuberculeuse dans les familles riches ou aisées que dans les familles pauvres et surtout chez les misérables; cela tiendrait, d'après eux, à la proportion plus forte des affections mentales chez les gens riches; pour nous, la raison de cette différence est beaucoup moins complexe : la mortalité est effrayante chez les enfants pauvres; les débiles, pour la plupart, meurent dès le premier âge par suite des troubles si graves résultant d'une alimentation vicieuse ou d'un défaut d'hygiène; les robustes seuls survivent le plus souvent, et la vigueur de leur constitution les met par la suite à l'abri de la méningite. Ajoutons qu'il n'est pas prouvé que les affections mentales soient plus fréquentes dans la classe riche, maintenant surtout que l'alcoolisme, si répandu dans le peuple, fournit à la folie un tribut toujours croissant.

HÉRÉDITÉ. — De toutes les causes étiologiques de la méningite tuberculeuse, l'influence de l'hérédité, comme du reste pour la tuberculose en général, est la plus manifeste. Indépendamment de l'hérédité proprement dite, c'est-à-dire de la tuberculose chez les ascendants directs ou les collatéraux, l'âge avancé des parents ou leur disproportion d'âge, leurs maladies antérieures, principalement la syphilis, le diabète et les affections mentales, leurs habitudes, alcoolisme, excès de tous genres, entrent sérieusement en ligne de compte. De même l'hérédité, quelle qu'en soit la cause, peut se faire sentir en sautant une génération. Il est donc utile, en présence de l'enfant chez qui l'on soupçonne la méningite, de s'entourer de tous les renseignements au sujet de l'influence familiale.

La syphilis héréditaire donne parfois naissance à des productions cérébrales dont la présence peut occasionner une inflammation méningée.

Maladies antérieures. — Mais il faut bien dire que l'hérédité ne peut toujours être invoquée ; il n'est pas très rare de voir atteint de méningite un enfant d'apparence normale et dont les parents et collatéraux jouissent d'une bonne santé : dans la recherche étiologique, il faut, en effet, tenir compte aussi des antécédents morbides individuels. L'évolution dentaire difficile, les maladies aiguës antérieures, principalement les fièvres éruptives et surtout la rougeole, la fièvre typhoïde, les bronchites, la coqueluche, les vers intestinaux servent le plus souvent, il est vrai, de cause occasionnelle à l'apparition de la méningite chez l'enfant prédisposé, mais peuvent aussi par leur action dépressive, pour peu qu'elle se répète, constituer de véritables causes prédisposantes.

Causes extérieures. — Il en est de même des influences débilitantes, privation d'air et d'exercice, mauvais traitements, fatigues excessives, surmenage cérébral, alimentation insuffisante.

Les traumatismes craniens, les insolations servent aussi parfois de causes occasionnelles, mais ne peuvent par eux-mêmes créer de toutes pièces la méningite tuberculeuse.

Citons enfin l'influence possible de la menstruation chez la jeune fille : nous avons observé un cas de méningite qui paraissait résulter de troubles dans cette évolution physiologique.

Les enfants chétifs sont prédisposés, même en dehors de toute influence diathésique ; mais la grosseur de la tête, la vivacité de l'intelligence, ne constituent pas une menace de méningite, comme on le craint souvent à tort. On a voulu faire de la précocité intellectuelle un signe précurseur de la méningite : le fait ainsi présenté n'est pas exact ; mais nous croyons que la précocité de l'intelligence, quand elle n'est pas le résultat d'un surmenage cérébral, en devient souvent la cause et peut favoriser ainsi, chez le sujet prédisposé, l'éclosion de la tuberculose des méninges.

Des secousses morales brusques, émotions violentes, frayeurs vives, ont été incriminées dans certains cas comme causes occasionnelles.

DESCRIPTION

La symptomatologie de la méningite tuberculeuse est si variée et parfois si complexe, surtout dans sa période prodromique — la plus importante au point de vue de la curabilité de l'affection — que nous croyons utile d'insister sur les phénomènes qu'on observe dans cette période ; en effet, le traitement a d'autant plus de chance d'aboutir qu'il est institué plus tôt, ce qui explique l'importance capitale d'un diagnostic précoce ou même d'une présomption un peu fondée de la maladie. Nous en décrirons les symptômes par systèmes physiologiques.

Disons, dès l'instant, que ces manifestations n'existent pas également chez tous les malades, sont variables selon les individus et peuvent même manquer ; car on voit des enfants être pris brusquement, en pleine santé ; c'est là un fait rare : si l'affaiblissement progressif de l'enfant a échappé à la sollicitude des parents, une enquête un peu approfondie fait toujours découvrir des signes prémonitoires.

Période prodromique. — La durée de la période prodromique est absolument variable : de quelques jours à peine chez quelques enfants, d'un an et plus chez d'autres ; la moyenne semble être de deux à trois mois environ. Dans les périodes plus longues, on observe parfois des rémissions complètes de tous les symptômes morbides.

Les phénomènes *nerveux* tiennent évidemment la première place dans les manifestations de la maladie. Un fait très net, frappant et qui se produit dans la grande majorité des cas, c'est le changement de caractère de l'enfant : il était doux, gai, aimait à s'amuser, à courir ; il devient triste, taciturne, maussade, irascible, renonce à ses jeux, évite de se mouvoir, pleure et crie sans raison. Si, au contraire, l'enfant était vif et colère, on le voit devenir exagérément affectueux, recherchant et prodiguant les caresses ; s'il prenait plaisir au travail, il devient soudain nonchalant, paresseux. Parfois il se produit une diminution des facultés intellectuelles, de la mémoire. L'enfant se plaint souvent de céphalalgie revenant par accès et provoquant tantôt une douleur véritable qui lui arrache des cris, tantôt seulement une sensation de lourdeur, de plénitude qui le pousse à porter la main à la tête comme pour la soutenir. Il éprouve de la courbature, de la fatigue, des douleurs dans les membres et a, sans raison, envie de dormir. Son sommeil est agité, entrecoupé de cauchemars, d'hallucinations; il grince des dents, mâchonne en dormant, puis se réveille en sursaut et se met à pleurer. Parfois, au milieu de ses jeux, il s'arrête brusquement comme étourdi: s'il est plus petit, il se cramponne tout à coup à la personne qui le porte et prend un air égaré tout spécial. Chez l'enfant qui ne peut encore parler, le mal de tête est expliqué par l'assoupissement, l'apathie, la perte de la gaîté, des accès d'irritation, des cris. Les phénomènes indiqués ci-dessus ne durent en général que quelques instants, puis l'enfant retrouve son allure habituelle ou bien, au contraire, demeure triste et morose; l'importance de ces symptômes consiste surtout en leur soudaineté.

Les observations du côté de l'appareil *digestif* sont aussi fort importantes : au début, l'appétit manque ou devient très capricieux, l'enfant réclame des mets qu'il repousse quand on les lui offre. L'on est obligé, pour ainsi dire, de le forcer ainsi à s'alimenter. Quelquefois il a des nausées, des hauts-le-cœur; cependant il vomit rarement à cette période, mais le défaut d'une alimentation suffisante amène vite un amaigrissement accentué qui, chose étrange, respecte la face, de sorte qu'au premier aspect l'enfant ne présente d'autres symptômes morbides que la pâleur, les yeux cernés, une expression triste. En l'examinant avec plus de soin, l'on constate que les membres sont devenus grêles; la graisse a disparu, les muscles sont flasques, atrophiés; les parents attirent souvent eux-mêmes, du reste, l'attention du médecin sur ce fait.

Il existe parfois des alternatives de constipation et de diarrhée, avec douleurs abdominales, mais plus fréquemment la constipation est tenace, exigeant l'usage constant des moyens appropriés; les matières sont, en général, mal liées et d'une extrême fétidité.

L'état de la langue, légèrement saburrale, mais presque toujours humide, n'offre aucun caractère bien net.

Du côté de l'appareil *respiratoire*, on observe parfois une toux irritante toute spéciale et qui ne se révèle par aucun signe à l'auscultation (dans la méningite tuberculeuse primitive, bien entendu); le plus souvent, cependant, elle ne se produit que lorsque la maladie est déjà confirmée. La respiration est un peu accélérée, surtout la nuit, mais ne présente généralement aucune irrégularité à la période prodromique.

L'accélération du *pouls*, que l'on observe parfois à cette période, coïncide avec une légère élévation de température. Les accès fébriles sont irréguliers, mais la fièvre existe; signalée par Whytt, elle a été niée par Rilliet et Barthez, quoique tous les auteurs s'accordent à la mentionner; pour notre part, nous l'avons toujours constatée quand nous avons pu suivre les enfants atteints de méningite.

Du côté des organes des *sens*, on remarque parfois de l'inégalité des pupilles, mais pas encore de photophobie; de la sensibilité au bruit: l'enfant redoute le tapage, les jeux bruyants.

Enfin l'appareil *locomoteur* est, dans certains cas, le siège de phénomènes extrêmement importants; indépendamment de la courbature et d'une fatigue insolite, on trouve assez souvent une sorte de boiterie intermittente: l'enfant traîne la jambe ou boite légèrement, mais cela d'une façon absolument irrégulière, marchant normalement dès qu'on lui en fait l'observation, de sorte que, souvent, on attribue ce fait à une mauvaise habitude, alors qu'il constitue, au contraire, un signe prodromique de haute valeur.

Tous ces phénomènes ne se trouvent pas, le plus souvent, réunis d'une manière complète, mais on en observe assez, en général, pour attirer, chez un enfant débile, l'attention sur une irritation possible du côté des méninges. Ils manquent évidemment quand la méningite débute chez un enfant en pleine santé, fait rare, il est vrai, comme nous l'avons déjà dit. De même, on ne les observe pas dans le cas où la méningite constitue la période ultime d'une tuberculose pulmonaire ou d'une tuberculose aiguë.

Il ne faut pas trop se hâter de porter un diagnostic: nombre de ces symptômes, surtout nerveux, peuvent se rencontrer chez des enfants à la période de dentition ou bien ayant des vers intestinaux, un embarras gastrique, etc. Nous étudierons plus loin les éléments du diagnostic différentiel.

Il se rencontre des cas où la tuberculose pulmonaire semble faire trêve pour se rejeter tout à coup, brusquement et sans prodromes, sur les méninges. Nous avons pu observer un fait de ce genre absolument typique : Une jeune fille de vingt ans était venue à Troyes, nous consulter au sujet d'une tuberculose pulmonaire dont elle était depuis longtemps atteinte. Elle présentait des hémoptysies répétées, sueurs nocturnes, diarrhée, amaigrissement progressif et rapide, toux continuelle depuis plus de deux ans : il y avait, en outre, de la tuberculose héréditaire. A l'examen, craquements très nets au sommet gauche, respiration rude et soufflante à droite, etc. A la suite d'un traitement énergique et rigoureusement suivi, les phénomènes morbides s'amendèrent, de telle façon qu'au bout de deux mois à peine la malade ne toussait plus, mangeait d'excellent appétit, avait sensiblement engraissé, ne présentait plus aucun symptôme pénible ; à l'auscultation, il fallait, en toute conscience, être prévenu pour trouver encore quelques signes stéthoscopiques. Le malade et son entourage étaient ravis de cette grande amélioration, nous-même en étions très satisfait, quoique un peu étonné de sa rapidité. Comme la jeune fille demeurait fort loin, ses parents l'avaient confiée, pour la durée du traitement, à des amis de Troyes. Or, quelques jours avant l'époque où elle devait retourner dans sa famille, la pauvre enfant fut prise brutalement, du jour au lendemain, d'une céphalalgie violente, vomissements, constipation opiniâtre, en un mot de tous les signes de la méningite tuberculeuse, qui évolua classiquement et amena la mort au onzième jour.

Cette sorte de métastase de la tuberculose pulmonaire est intéressante et mérite de n'être pas perdue de vue. Quoi qu'il en soit, il reste acquis que la méningite tuberculeuse est presque toujours précédée de phénomènes prodromiques bien nets. Les symptômes observés à ce moment vont, en général, s'accentuant jusqu'à la confirmation de la maladie.

Première période de la maladie confirmée. — La première période de la méningite confirmée, qui, pour certains auteurs, constitue la véritable période prodromique, dure ordinairement de quatre à cinq jours, mais peut se prolonger davantage (nous avons observé un cas de douze jours); il ne faudrait donc pas désarmer si les accidents aigus ne s'étaient pas déclarés cinq ou six jours après la constatation nette de la méningite.

Comme nous venons de le dire, il y a, dans cette période, une exagération des phénomènes prémonitoires; l'enfant devient plus triste, plus irritable, repousse ceux qui l'entourent, ne demande pas à se lever, reste dans le décubitus dorsal, ou, plus souvent, se couche sur le côté, les genoux pliés et les cuisses rapprochées du ventre, la tête tournée vers le mur ou bien cachée sous l'oreiller, sous les couvertures, pour fuir la lumière et le bruit. Les nuits sont plus mauvaises, plus agitées; pendant le sommeil, les paupières sont incomplètement closes. La céphalalgie est ici cons-

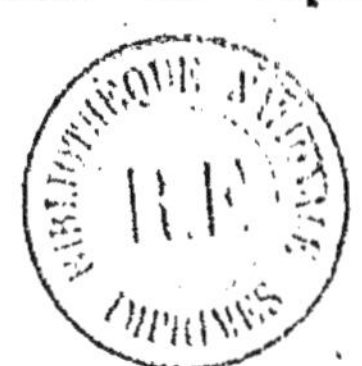

tante, avec de rares et courtes rémissions ; l'enfant, qui ne peut exprimer sa souffrance, porte fréquemment la main à la tête, tantôt à un endroit, tantôt à un autre ; c'est qu'en effet le siège de la douleur varie, occupant le plus souvent la région frontale, ou le vertex, ou les tempes ; fréquemment l'enfant accuse une douleur et une raideur à la nuque.

Les troubles *digestifs* ont ici une extrême importance. L'état de la langue, qui n'a rien de caractéristique, est à peu près celui que l'on trouve dans la fièvre typhoïde chez l'enfant : recouverte d'un enduit saburral, blanchâtre ou jaunâtre au milieu, rouge ou seulement rosée à la pointe et aux bords, elle est parfois franchement humide, le plus souvent collante, rarement tout à fait sèche : aussi la soif n'est jamais bien vive à ce moment. L'appétit est de plus en plus capricieux, l'ingestion des aliments est presque toujours suivie de *vomissements*, qui sont d'une importance capitale, en raison surtout de ce fait qu'ils se produisent ici presque sans efforts, constituant parfois une simple régurgitation ; les vomissements peuvent survenir même à l'état de vacuité de l'estomac et l'enfant rejette des mucosités verdâtres. Ils peuvent se produire après chaque tentative d'alimentation ; en tout cas, il est rare qu'on ne les observe pas deux ou trois fois par jour, et leur persistance constitue, avec la *constipation* qui les accompagne, un élément précieux de diagnostic. Cette constipation est un phénomène presque constant ; quand on interroge les parents, on voit qu'elle est souvent habituelle chez le petit malade. Elle est opiniâtre et cède difficilement aux purgatifs ; les matières rendues sont, d'ordinaire, peu abondantes, mal liées, peu colorées par la bile, argileuses et surtout d'une extrême fétidité. On peut, exceptionnellement, observer de la diarrhée, qui est alors due à la tuberculose intestinale ayant provoqué des ulcérations : dans ces conditions, l'enfant accuse des douleurs abdominales et la palpation du ventre est très pénible.

Du côté de l'appareil *respiratoire*, on observe parfois cette toux irritante dont nous avons parlé déjà et qui ne se révèle par aucun signe à l'auscultation la plus attentive. La respiration reste encore régulière. La *circulation* est toujours modifiée : le pouls est fréquent à cette période, il atteint et dépasse même 120 ; ses caractères changent peu au début, mais varient au bout de peu de jours ; tantôt le pouls est plein, fort, bondissant et, quelques heures après, petit, mou, dépressible ; mais il n'offre pas encore ces irrégularités si nettes dans la période d'état.

La température s'élève, moins cependant que dans les pyrexies ; elle oscille, en général, entre 38 ou 39 degrés. mais sans aucune régularité et avec des rémittences parfois absolues. La face est souvent le siège d'alternatives de rougeur et de pâleur, que l'on peut voir se succéder, pour ainsi dire ; parfois même, une joue reste colorée alors que l'autre est blême : ce fait offre de l'analogie avec certains « feux de dents » des enfants en évolution dentaire ; les muqueuses ne présentent pas ces changements de coloration brusques.

Ces phénomènes, fréquents surtout, il est vrai, dans la période aiguë de la maladie, peuvent s'observer cependant dans la période prodromique et constituent alors un signe précieux. Il en est de même de la rougeur persistante qui se produit quand on fait sur la peau du tronc une raie avec l'ongle ; cette *raie méningitique*, *tache cérébrale* de Trousseau, est la conséquence, de même que la coloration intermittente de la face, de troubles vaso-moteurs et se rencontre parfois dans d'autres affections adynamiques, surtout la fièvre typhoïde; elle n'a donc pas la valeur absolue que lui attribuait Trousseau, mais elle mérite d'être recherchée, car, si on l'observe quelquefois dans les états adynamiques, elle existe invariablement dans la méningite, où elle n'est constatée, en général, qu'à la fin de la période prodromique ou au commencement de la période d'état; c'est donc là encore un signe de valeur.

Il est une catégorie de symptômes auxquels jusqu'alors on ne paraît pas avoir attribué l'importance qu'ils méritent, et qui même, le plus souvent, ne sont pas signalés : nous voulons parler des modifications dans les sécrétions, qui sont presque toujours diminuées, parfois supprimées ; ces modifications s'observent surtout à la fin de la première période : la salive est rare, les narines sèches, les yeux ternes, sans expression, par suite surtout du défaut de sécrétion des larmes, qui s'écoulent peu ou point quand l'enfant crie ; la figure prend alors une expression pincée, grimaçante, très caractéristique. La peau est sèche, sans toutefois présenter une grande chaleur ; les sécrétions intestinales sont taries ; les urines sont rares, sédimenteuses.

Les modifications du côté des organes des sens ne

sont pas encore remarquables au début de la première période, où l'on observe plutôt un peu de contraction des pupilles ; au commencement de la seconde, il se produit déjà de la photophobie, de l'inégalité ou de la dilatation des pupilles, parfois déjà le strabisme, le ptosis ; la photophobie indique l'approche des accidents aigus. De même, le bruit devient très pénible au petit malade.

Un élément précieux de diagnostic, à la période de début, consisterait dans l'examen ophtalmoscopique ; la névrite optique peut manquer ; mais, quand on constate de la congestion péripapillaire, des plaques de congestion sur la rétine ou la choroïde, enfin et surtout des granulations miliaires, le diagnostic est certain ; nous ajouterons que cet examen du fond de l'œil est presque impossible, au début, chez l'enfant malade, que la lumière fatigue horriblement ; il détourne les yeux, se débat et l'on ne peut l'examiner qu'à la période d'insensibilité pupillaire, alors que le diagnostic n'est plus douteux. En tous cas, ce moyen de diagnostic, dû à Bouchut, a une telle valeur qu'il doit être mis en pratique toutes les fois que ce sera possible.

Deuxième période. — Le début de la deuxième période, qui se produit, en général, au bout de quatre ou cinq jours, est marqué par une aggravation des symptômes déjà indiqués : tristesse plus profonde, plaintes de l'enfant quand on le dérange, il veut rester au lit, s'assoupit constamment, sa figure prend une expression d'anxiété, de souffrance. La céphalalgie, sans être aussi vive que dans la méningite aiguë, n'en cause pas moins au petit malade des souffrances parfois atroces; il fait entendre presque constamment un gémissement douloureux et pousse parfois ce cri perçant, bref, aigu, déchirant, qu'on a nommé *hydrencéphalique* et que Coindet regardait comme caractéristique de la maladie.

En effet, pour peu qu'il observe quelques symptômes accessoires, le médecin ne conserve plus aucun doute sur la nature de l'affection dès qu'il perçoit chez un enfant malade ce lamentable cri, que l'on reconnait infailliblement après l'avoir une fois entendu. Les cris, de même que les grincements de dents, sont plus fréquents la nuit; au reste, il est de règle d'observer une exacerbation vespérale de tous les phénomènes nerveux, car les journées sont parfois relativement calmes, alors que le malade, excité, bruyant vers le soir, a du délire qui se prolonge la nuit. Ce n'est pas là, pourtant, une règle constante: l'enfant, dans certains cas, est en proie à un peu d'agitation seulement, mais elle contraste avec la stupeur de la journée. Enfin l'on a observé des convulsions à cette période déjà.

Les phénomènes morbides du côté de l'appareil digestif s'accentuent au début de la deuxième période pour se modifier légèrement vers la fin, où les vomissements bilieux, porracés, assez fréquents d'abord, deviennent plus rares, tandis que la constipation augmente, les matières conservant les caractères anormaux observés à la période prodromique. Les gaz disparaissent des intestins et le ventre s'excave, se rétracte « en bateau »; c'est là un symptôme important, considéré par certains auteurs comme pathognomonique. L'appétit est nul, la soif toujours peu vive; les malades ne réclament rien, il faut les alimenter, les forcer parfois à prendre quelque nourriture.

Les modifications observées du côté de l'appareil *circulatoire* sont particulièrement nettes et ont une grande importance; le pouls, de fréquent qu'il était (120 et plus), tombe, parfois en quelques heures, à 80, 50, 40 même; il est irrégulier, intermittent, augmente de fréquence par suite d'un mouvement brusque de l'enfant, par la légère fatigue que lui cause l'examen médical. La température est la même que pendant la période prodromique, oscillant entre 38 et 39, ayant le caractère rémittent avec des exacerbations vespérales; la tête est chaude, surtout au niveau du vertex, les carotides battent plus fort et l'on peut chez les enfants dont le crâne n'est pas ossifié constater, par la vue et le toucher, que le soulèvement cérébral se fait plus violemment. La face est congestionnée, l'on y remarque des alternatives de rougeur et de pâleur plus accentuées que dans la période précédente. La tache cérébrale de Trousseau est maintenant constante, parfaitement nette.

Les modifications des sécrétions restent ce qu'elles étaient dans la première période; cependant l'on observe déjà, à la fin de la période d'état, sur quelques parties du corps et surtout sur la tête, les sueurs profuses remarquées dans la période ultime de la maladie.

Les convulsions n'apparaissent guère qu'à la fin de la deuxième période: certains auteurs les signalent quelquefois au début même de la maladie; mais dans ce cas elles indiqueraient, d'après Rillet et Barthez, la présence de tubercules cérébraux plutôt que l'existence de la méningite. Elles sont générales, simulant une véritable attaque d'éclampsie, ou partielles, affectant de préférence les membres supérieurs, qui sont agités de mouvements cloniques assez étendus, auxquels peuvent succéder de petites secousses, ou même des trémulations. Les muscles des lèvres et de la face ont des tics désordonnés, simulant la succion, le mâchonnement, le rire sardonique; les convulsions, espacées d'abord d'une ou deux journées, se rapprochent de plus en plus. Les contractures, alors fréquentes, se produisent du côté des muscles moteurs des yeux (d'où le strabisme), de la mâchoire, des membres. Elles succèdent presque toujours à une violente convulsion et siègent, en général, d'un côté seulement lorsqu'il s'agit des membres; la contracture des masséters rend parfois impossible l'alimentation du petit malade : il est nécessaire alors d'avoir recours aux lavements alimentaires.

A la contracture des membres succède parfois une véritable paralysie, d'étendue variable : il existe, en général, une hyperesthésie cutanée ; un simple attouchement provoque des cris chez le malade. A cette période, la photophobie est devenue intense ; l'enfant clôt souvent ses paupières avec tant de force qu'il est difficile de se rendre compte de l'état des pupilles, à présent dilatées d'une façon presque toujours inégale ; elles se contractent lentement, ou même pas du tout, à la lumière ; le strabisme, lié à la contracture des muscles moteurs de l'œil, est presque constant : il est plutôt convergent. L'ouïe devient particulièrement sensible, l'enfant perçoit douloureusement le moindre bruit, qui peut provoquer des convulsions.

Troisième période. — La deuxième période, à laquelle on assigne une durée de dix jours environ, se confond insensiblement avec la troisième. A cette période de terminaison, l'assoupissement arrive à une véritable stupeur entrecoupée de convulsions ; celles-ci portent beaucoup plus, d'habitude, sur un côté que sur l'autre et laissent à leur suite une paralysie plus ou moins étendue et complète. Le côté non paralysé est le siège de mouvements continuels ; l'enfant étend et fléchit alternativement la jambe, porte la main à la tête, cherche constamment à arracher les débris épithéliaux qui recouvrent les lèvres, absolument sèches et fuligineuses, fouille parfois son nez jusqu'au sang. La face, comme dans la précédente période, s'injecte et redevient brusquement pâle. Les extrémités se refroidissent ; la température du corps baisse, pour remonter dans certains cas jusqu'au-dessus de 40 degrés, au moment de la mort. La tête reste très chaude ; le pouls, irrégulier et ralenti dans la deuxième période, peut redevenir régulier, mais est si petit et si rapide qu'il est parfois impossible à compter, d'autant plus qu'il existe à ce moment des soubresauts des tendons ; l'on observe aussi de la carphologie. La respiration est, le plus souvent, anxieuse, irrégulière, haletante, prenant le type de Cheyne Stokes : après quelques inspirations énergiques, elle s'arrête, au point de faire croire que c'est la fin, mais reprend ensuite de la même manière ; ce type respiratoire est parfois très net.

Malgré cet état, l'enfant peut encore, le plus souvent, avaler ce qu'on lui donne, et cela parfois jusqu'à la mort. La langue est sèche, recouverte d'épaisses fuliginosités. Dans certains cas, mais rarement, la constipation est remplacée par un peu de diarrhée liée à des ulcérations intestinales ; les évacuations, bien entendu, sont involontaires; les urines sont rares et disparaissent parfois presque complètement.

Les organes des sens ont perdu toute sensibilité; l'enfant ne perçoit plus le bruit; l'impression de la lumière n'est plus pénible; les pupilles, largement dilatées, ne réagissent plus, même à la lumière vive, ou bien alors exécutent des oscillations, se dilatant ou se contractant alternativement pour revenir enfin à leur état primitif de dilatation. Les paupières sont incomplètement closes; les yeux, convulsés en haut, offrent presque toujours un certain degré de strabisme, les orbites sont excavées. L'enfant ne sent même plus quand on le touche.

A la période tout à fait ultime, les yeux sont parfois animés de mouvements de rotation ; les pupilles sont vitreuses, les conjonctives injectées et recouvertes d'une sécrétion abondante.

A ce moment, l'aspect du malade, souvent d'une maigreur de squelette, est tellement pitoyable, qu'on en arrive à souhaiter qu'une attaque de convulsions vienne mettre fin aux souffrances du pauvre petit martyr : c'est ainsi, en effet, que la mort survient presque toujours.

Parfois, au contraire, les convulsions cessent, la respiration s'embarrasse de plus en plus, l'insensibilité devient absolue et la mort se produit dans le coma.

La période terminale de la méningite n'a pas une durée bien déterminée : le petit malade peut être brusquement emporté au bout de deux ou trois jours, ou bien, au contraire, être torturé par la maladie pendant une semaine et plus, avec la mort imminente à tout instant.

Quelquefois il arrive qu'un mieux sensible, malheureusement de courte durée, se manifeste peu de temps avant la mort. Ce fait est remarquable dans quelques maladies chroniques, surtout d'origine tuberculeuse ; quelques jours avant la fin il se produit une sédation marquée des symptômes les plus pénibles ; la respiration devient plus facile et plus libre, la douleur disparaît, le petit malade semble renaître, son regard devient plus vivant. Il ne faut pas, dans ces conditions, se laisser aller à un espoir trop prompt et surtout le laisser partager à la famille, car cette amélioration fait place rapidement à un retour ou même une exacerbation des phénomènes morbides et la mort survient ; ce « mieux de la mort » ne se produit pas souvent, il est vrai ; sur un grand nombre de méningites que nous avons eu l'occasion de voir depuis une douzaine d'années, nous ne l'avons observé nettement que quatre fois. Mais, s'il est prudent de se tenir en garde contre cette amélioration si souvent trompeuse, il ne faut pas, d'un autre côté, conclure qu'elle aboutit fatalement à une issue funeste, car nous avons observé un cas, dont nous donnons la relation plus loin, où la guérison s'est produite même à cette période.

La méningite, succédant à des manifestations tuberculeuses d'autres organes, se complique évidemment des symptômes de la maladie primitive ; assez souvent la tuberculose pulmonaire, chez l'enfant de deux à sept ans, se termine par la méningite granuleuse : dans ce cas, les symptômes pulmonaires seront plus accusés ; on perçoit à l'auscultation des signes stéthoscopiques spéciaux, la toux est plus fréquente, la dyspnée plus considérable. Il arrive même que ces symptômes, occupant presque toute la scène, laissent passer inaperçus les phénomènes cérébraux, qui ne se traduisent parfois que par la cessation de la diarrhée, quelques vomissements, de la somnolence et du coma : c'est la *méningite latente* de Rillet et Barthez, incomplète par les symptômes (Archambault), mais où se rencontrent nettement, à l'autopsie, les lésions anatomiques spéciales.

Forme typhoide. — La *forme typhoïde* résulte d'une généralisation rapide de la tuberculose, et les phénomènes morbides se développent simultanément du côté de la tête, du ventre et de la poitrine avec une acuité telle qu'ils simulent une dothiénentérie (Legendre) ; ici le début est franc, net ; la fièvre vive sans rémittences, la langue saburrale, le ventre ballonné, sensible à la pression ; les vomissements peuvent manquer ; la constipation est habituelle, mais peut céder facilement et même être remplacée par de la diarrhée causée par la tuberculisation intestinale ; la céphalalgie, l'insomnie, la stupeur, appartiennent aussi bien à la fièvre typhoïde. La confusion est donc facile, d'autant plus que ces symptômes peuvent durer plusieurs jours, une semaine même. Au bout de ce temps, l'apparition des taches rosées et l'exagération des phénomènes abdominaux viennent confirmer la fièvre typhoïde, ou bien, au contraire, les accidents caractéristiques de la deuxième période affirment la méningite. Chez l'enfant, la confusion n'est plus possible alors. Il est des cas, au contraire (rares, il est vrai), où chez l'adulte le diagnostic devient d'une difficulté extrême. Quoique nous ayons l'intention de ne traiter ici que la méningite chez l'enfant, nous ferons une légère digression pour citer, au point de vue de la difficulté possible du diagnostic de la fièvre typhoïde et de la méningite à forme typhoïde, un fait intéressant : En 1890, à l'hôpital du Belvédère à Tunis, où on nous avait confié un service de fièvres typhoïdes, on nous évacuait, d'un service d'observation tenu par un médecin-major fort distingué, un jeune soldat atteint de dothiénentérie confirmée. L'observation du malade, prise par nous journellement avec le plus grand soin, pas plus que les antécédents héréditaires et personnels, ou les symptômes présents, ne pouvaient faire même soupçonner la tuberculose. Au début, constipation légère ; mais bientôt la diarrhée survint et, sauf les taches rosées lenticulaires, il ne manquait aucun symptôme clinique de la dothiénentérie. Or, sur un relevé de deux cent soixante fièvres typhoïdes que nous avions suivies sans arrêt, dans une épidémie grave, nous avons vu les taches rosées manquer sept fois, malgré toutes les recherches, et dans des cas absolument nets, dont un confirmé par l'autopsie.

Cette absence de taches rosées ne nous empêcha donc pas, ainsi que nos collègues, de poser d'une façon ferme, dans le cas particulier, le diagnostic de dothiénentérie. Les phénomènes thoraciques ne prédominèrent que vers le quatorzième jour, pour prendre rapidement une grande intensité : le malade avait des symptômes cérébraux le dix-septième jour et mourait le vingt et unième jour dans le coma ; ces complications ne paraissaient avoir rien que de très normal dans les fièvres typhoïdes graves que nous observions à ce moment. Or, à notre stupéfaction à tous, nous ne trouvâmes à l'autopsie aucune lésion de fièvre typhoïde, mais bien une tuberculisation généralisée à tous les organes, y compris les méninges. Il existait même dans les intestins des ulcérations, d'où la diarrhée. En somme, le nom de méningite à forme typhoïde devrait, à notre avis, disparaître du cadre nosologique, cette affection ne constituant pas une maladie, mais une manifestation de la tuberculose aiguë généralisée.

Marche. — La marche de la méningite est, en général, continue et progressive ; mais il est à cette règle d'assez nombreuses exceptions, principalement dans la période prodromique, où l'on peut voir, surtout après un traitement approprié, des symptômes dont le groupement constitue plus qu'une présomption de la maladie disparaître totalement et le retour intégral à la santé paraître absolu. Comme nous le verrons plus loin, il ne faut pas, dans ces conditions, s'endormir dans une sécurité trompeuse, mais poursuivre sans relâche le traitement prophylactique de la méningite.

Bien souvent, en effet, après un temps d'arrêt pouvant durer plusieurs mois et pendant lequel le malade mène sa vie ordinaire, il est repris parfois, en pleine santé, des accidents méningés auxquels il succombe. Il est donc d'une extrême importance pour le médecin et surtout pour les parents de surveiller, et cela pendant des années, un enfant guéri de méningite, même s'il offrait toutes les apparences d'une santé robuste.

DURÉE. — Comme nous l'avons vu précédemment, la durée de la méningite tuberculeuse est variable. On ne peut tenir compte, dans son évaluation, de la période prodromique, qui varie de quelques jours à peine à une année et plus.

D'après la statistique classique de Green, portant sur cent dix-sept cas, trente et un malades sont morts avant le septième jour, quarante-neuf avant le onzième, trente et un avant le vingtième, six seulement après le vingtième. On peut, en moyenne, assigner à la maladie confirmée une durée d'une douzaine de jours ; à côté de cela, nous avons vu dans trois cas des malades succomber seulement vingt-deux, vingt-cinq et vingt-neuf jours après confirmation de la maladie.

C'est principalement dans ces cas prolongés qu'on observe le « mieux de la mort », que nous n'avons jamais constaté nettement dans les méningites à évolution rapide. Barthez assigne à la maladie une durée plus longue : les propositions qu'il a émises, citées par Archambault, méritent d'être reproduites textuellement :

« 1° Lorsque la méningite est précédée de prodromes réguliers, elle dure rarement moins de quinze jours et varie d'ordinaire entre quinze et vingt jours. »

« 2° Lorsque la méningite débute sans prodromes et d'une manière brusque et instantanée, sa durée est d'ordinaire de vingt à trente jours ; rarement, elle est plus courte, à moins toutefois qu'il ne survienne quelque complication ou quelque symptôme grave qui modifie la marche de la maladie. Lorsque, dans les mêmes circonstances, le début, au lieu d'être violent, est lent et insidieux, la durée est alors à peu près la même ; quelquefois, cependant, elle est plus longue, alors elle dépasse trente jours et peut aller jusqu'à quarante-cinq jours et deux mois ; mais ce fait est très rare. »

« 3° Enfin, lorsque la méningite se développe dans le cours d'une phtisie confirmée, cérébrale, thoracique ou abdominale, sa durée est beaucoup plus courte, trois à huit jours en moyenne ; très rarement elle se prolonge jusqu'au douzième ou quinzième jour, et ce n'est que dans des cas tout à fait exceptionnels qu'elle dépasse ce terme. »

Pour notre part, sauf dans les trois cas dont nous avons parlé, nous avons toujours vu la méningite tuberculeuse confirmée se terminer avant le vingtième jour.

ANATOMIE PATHOLOGIQUE

Nous ne donnerons sur l'anatomie pathologique de la méningite tuberculeuse que les renseignements indispensables, ayant, nous le répétons, l'intention d'étudier cette maladie au point de vue clinique et surtout du traitement.

A l'ouverture du crâne, on ne remarque, en général, rien de bien saillant, car la dure-mère est habituellement saine ou l'injection de cette enveloppe est trop peu accusée pour attirer de prime abord l'attention. L'arachnoïde, au contraire, est presque toujours injectée, souvent louche et opaque, poisseuse, sèche par suite d'une diminution de sécrétion. Entre l'arachnoïde et la pie-mère, se trouve, en général, un épanchement peu abondant, ayant tantôt l'aspect d'une gelée transparente ou, parfois, d'une lymphe jaune, d'autant plus épaisse que la maladie a été plus longue, et cela surtout dans les dépressions qui séparent les circonvolutions.

La pie-mère est fortement congestionnée au début; à un degré plus accentué elle est, de même que l'arachnoïde, épaissie, opaque, infiltrée d'une lymphe jaunâtre, assez dense parfois pour masquer les nerfs des quatre premières paires, que l'on trouve d'ailleurs sains en les dégageant; l'exsudation est d'autant plus abondante et plus opaque que la maladie a évolué plus lentement. C'est surtout au voisinage du pont de Varole, au chiasma des nerfs optiques, aux scissures de Sylvius, que ces altérations sont manifestes.

Toutes ces lésions, ainsi que les granulations tuberculeuses dont nous allons parler, sont, le plus souvent, plus accentuées à la base du cerveau, contrairement à la méningite simple, où la convexité est plus atteinte, d'où le nom de « méningite de la base » comme synonyme de méningite tuberculeuse.

La majorité des auteurs considèrent cette prédominance des lésions à la base du cerveau comme pathognomonique, alors que d'autres, et surtout Rilliet et Barthez, disent avoir trouvé les tubercules plus fréquemment à la convexité; mais cette dernière opinion ne prévaut pas et on s'accorde à reconnaître aux granulations la base du cerveau et la scissure de Sylvius comme sièges de prédilection; la convexité ne vient qu'après, puis le cervelet.

Très petites quand la mort s'est produite rapidement — auquel cas on ne les aperçoit que difficilement sous forme de petits points blanchâtres disséminés le long des parois artérielles, — les granulations deviennent plus volumineuses quand l'évolution est plus lente; on rencontre alors des tubercules d'un blanc mat, gris ou jaunâtres, aplatis, friables ou, au contraire, durs, du volume d'une tête d'épingle : on les trouve le long de la scissure de Sylvius, autour des nerfs craniens, au niveau du trou occipital, dans les plexus choroïdes, la toile choroïdienne, sur la convexité des hémisphères, suivant, en général, les ramifications des vaisseaux de la pie-mère. Parfois, l'arachnoïde et la pie-mère sont tapissées de granulations qui forment alors, en certains points, de véritables amas, assez solides pour ne pas permettre de séparer les divers lobes ou d'enlever la pie-mère sans déchirure de la substance cérébrale. Du reste, la substance cérébrale sous-jacente aux méninges enflammées est injectée, ramollie, crémeuse, contenant parfois elle-même des dépôts tuberculeux, en larges plaques superficielles ou en noyaux intracérébraux. Un fait constant est l'accumulation, dans les ventricules, d'une quantité variable, mais toujours de beaucoup supérieure à la normale, de sérosité, abondante au point de distendre largement les parois ventriculaires; le trigone cérébral et la surface des ventricules latéraux baignés par l'épanchement sont macérés, ramollis, diffluents. Cette abondance de liquide, résultat d'un travail inflammatoire, est caractérisque à ce point qu'on avait voulu, comme nous l'avons dit déjà, en faire la lésion principale de la maladie. La membrane qui tapisse les ventricules est opaque, épaissie et présente un aspect granuleux.

Même dans les cas de méningite paraissant primitive, on peut rencontrer des foyers tuberculeux dans les différents organes; les poumons et les ganglions bronchiques sont le plus souvent envahis, puis viennent la rate, le foie, les ganglions mésentériques, les reins, l'intestin et l'estomac.

Est-il besoin de dire que, dans la méningite secondaire, on trouve à l'autopsie toutes les lésions de la maladie primitive?

DIAGNOSTIC

La précocité du diagnostic de la méningite tuberculeuse a une importance capitale, car on a d'autant plus de chances de guérison que le traitement est institué plus tôt.

La période prodromique n'offrant aucun symptôme pathognomonique, c'est le groupement seul de tous les phénomènes observés qui permet d'arriver d'abord à une présomption de la maladie, pour tirer ensuite une conclusion le plus rapidement possible. Nous insisterons donc, dans ce chapitre, sur les éléments de diagnostic précoce. Disons dès l'instant, du reste, que, dans le doute, on ne doit pas s'abstenir, d'autant plus que le traitement, que nous considérons comme spécifique et sur lequel nous nous étendrons plus loin, ne peut causer aucun préjudice sérieux à la santé de l'enfant.

S'il est vrai que les enfants robustes, sans tare héréditaire directe ou indirecte, sont, en général, peu prédisposés, il ne faut pas cependant, dans ces conditions, éliminer d'emblée l'idée de méningite, surtout quand la santé du petit malade a progressivement périclité depuis quelque temps. Si donc on se trouve en présence d'un enfant qui offre des symptômes douteux éveillant l'idée de méningite, il faut, après avoir cherché s'il n'existe pas de prédisposition héréditaire, si un frère, une sœur, un proche parent, n'ont pas été atteints de méningite ou affection tuberculeuse quelconque, interroger soigneusement les parents et l'entourage de l'enfant; s'informer des troubles nerveux présentés: pendant la veille, douleurs dans les membres, lourdeur ou douleur de tête, changements de caractère, l'enfant devenant triste, grognon, morose sans raison, abandonnant brusquement ses jeux, etc. ; dans le sommeil: agitation, grincements de dents, mâchonnement, réveils brusques, plaintes, cris ; troubles dans les fonctions digestives: perte de l'appétit ou appétit bizarre, l'enfant à la mamelle refusant de prendre le sein, l'enfant plus grand repoussant les aliments qu'il aimait d'ordinaire, demandant un mets pour le rejeter aussitôt qu'il y a touché; vomissements, constipation habituelle accentuée surtout, depuis quelque temps; du côté de l'appareil respiratoire: l'enfant a toussé d'une toux irritante toute spéciale, sa respiration est courte, parfois un peu irrégulière sans que, à l'examen, même le plus attentif, on puisse découvrir le moindre signe stéthoscopique.

Si on recherche les troubles du côté de l'appareil locomoteur, on trouve souvent que l'enfant, outre une sensation insolite de fatigue et de la lenteur dans les mouvements vifs d'habitude, a présenté, parfois sans raison et d'une façon passagère, une faiblesse toute particulière d'un côté du corps, surtout le droit; traînant un peu la jambe et maniant le bras avec difficulté.

Du côté des organes des sens, on n'observe, en général, rien de particulier; la sensibilité à la lumière ne se produit que dans la maladie confirmée. Assez fréquemment cependant, les enfants, tout en n'ayant présenté aucun phénomène morbide manifeste, accusent depuis longtemps une sensibilité particulière au bruit, fuient le tapage ; les petits garçons évitent les jeux bruyants de leur sexe, leur préfèrent les jeux plus calmes, s'isolent de leurs camarades.

On doit s'informer, de même, s'il s'est produit chez le petit malade des accès de fièvre irréguliers, si ses forces ont diminué, s'il s'est amaigri sensiblement et progressivement.

Il est nécessaire de se renseigner exactement sur les antécédents morbides personnels de l'enfant ; rechercher s'il a présenté des manifestations de lymphatisme, carreau, engorgements ganglionnaires, écoulement d'yeux ou d'oreilles ; s'il a eu des convulsions, au moment de l'évolution dentaire ou autrement ; s'il a fait quelque maladie sérieuse ayant pu l'affaiblir beaucoup, surtout la fièvre typhoïde, la coqueluche, les fièvres éruptives.

Il faut aussi songer aux causes externes, s'informer si l'enfant n'a pas fait de chute ou reçu de contusion sur la tête, ou bien s'il n'a pas été exposé au soleil la tête nue : ces causes pouvant, chez le sujet prédisposé, favoriser l'éclosion de la méningite tuberculeuse.

En un mot, il faut se livrer, dans un cas douteux, à une enquête approfondie. Cela fait, il faut songer aux maladies qui peuvent amener des troubles rappelant la méningite.

Dentition. — La dentition peut provoquer chez les enfants des accidents nerveux sympathiques d'une extrême gravité, liés à l'excitabilité spéciale de leur système nerveux; ces phénomènes rappellent parfois la méningite avec une telle fidélité que le diagnostic reste quelque temps en suspens, d'autant plus qu'une terminaison fatale peut se produire quand on n'intervient pas vite et énergiquement; la mort peut être produite par l'exagération des phénomènes nerveux mêmes ou par une véritable congestion cérébrale. Enfin la dentition difficile, qui occasionne parfois, chez l'enfant vigoureux et bien portant, des symptômes méningés, peut chez les prédisposés déterminer l'éclosion de la méningite.

Outre la fièvre continue ou intermittente qui accompagne l'évolution des dents, l'enfant présente de la céphalalgie, de l'insomnie ou bien des cauchemars et réveils brusques, avec cris pendant le sommeil, de l'excitation ou, au contraire, de la somnolence pendant le jour, des changements de caractère, qui devient morose et capricieux, des mouvements convulsifs des membres ou de la face, et même souvent, chez les tout jeunes enfants surtout, de véritables convulsions éclamptiques. La face est alternativement rouge et pâle, ou bien une joue seulement reste colorée; l'appétit devient nul ou capricieux, les vomissements sont fréquents; mais ici, et c'est là un élément très important de diagnostic, il existe presque toujours de la diarrhée, le pouls et la respiration restent réguliers: les commémoratifs (salivation abondante, action de porter fréquemment à la bouche les mains ou objets quelconques, accidents semblables pendant une évolution dentaire antérieure), enfin l'examen des gencives que l'on trouvera le plus souvent rouges, luisantes, tendues, douloureuses au toucher, permettent d'éliminer la méningite et d'instituer aussitôt le traitement convenable.

Vers intestinaux. — Comme l'évolution dentaire difficile, les vers intestinaux peuvent déterminer, par action sympathique ou réflexe, des troubles nerveux, semblables à ceux de la méningite au début : agitation nocturne avec réveils brusques, tristesse ou changement de caractère ; pendant la veille, mouvements convulsifs, vomissements, constipation même; un amaigrissement et un affaiblissement progressifs liés aux troubles dyspeptiques; enfin les pupilles sont quelquefois dilatées et le pouls ralenti et irrégulier.

Il faut bien dire que, le plus souvent, le diagnostic ne reste pas longtemps incertain ; la constipation, quand elle existe, disparaît rapidement par un purgatif ; la céphalalgie manque ou est peu accusée ; le petit malade a rendu des vers intestinaux ou bien le purgatif administré en fait évacuer. Tous les phénomènes morbides disparaissent rapidement, du reste, avec la cause qui les déterminait.

Embarras gastrique. — Un simple embarras gastrique peut offrir, avec la méningite au début, des analogies très marquées ; mais ici, outre que l'affection se produit brusquement, en pleine santé, sans prodromes, on remarque une prédominance des symptômes digestifs; la céphalalgie est peu intense, moins persistante que dans la méningite, le sommeil est moins agité, il n'y a pas de convulsions, l'enfant n'a pas cet air égaré tout spécial. Les vomissements sont plus rares et pénibles, tandis que, dans la méningite, c'est une sorte de véritable régurgitation; la langue est très sale, collante, l'appétit est nul; la constipation existe souvent, il est vrai, mais alterne avec la diarrhée. Enfin on n'observe jamais ici l'irrégularité du pouls. Tous les troubles morbides disparaissent ou sont amendés rapidement par un traitement approprié. La persistance des vomissements doit pourtant éveiller les soupçons, quand même on aurait obtenu, par le traitement, une sédation des autres symptômes et des évacuations alvines.

Congestion hépatique. — D'après Rilliet et Barthez, la congestion hépatique apyrétique s'accompagnerait de symptômes simulant parfois, à s'y méprendre, la première période de la méningite: lenteur et irrégularité du pouls, que ces auteurs ont vu tomber à 48 et différer de vingt pulsations dans deux minutes consécutives; nausées, vomissements, constipation, abattement allant parfois jusqu'à la somnolence, changements de coloration du visage. On n'est souvent fixé que par l'apparition de l'ictère.

Le diagnostic différentiel, parfois difficile, se baserait surtout sur l'absence de la céphalalgie, des grincements de dents, des soupirs, de l'irrégularité de la respiration.

Fièvre typhoïde. — Le début de la fièvre typhoïde ressemble beaucoup, chez l'enfant nerveux, à celui de la méningite, d'autant plus que cette dernière affection prend parfois la forme dite typhoïde, auquel cas le diagnostic reste presque fatalement en suspens pendant quelques jours. Quand les symptômes de la dothiénentérie sont nets, les saignements de nez, la sensibilité et le ballonnement du ventre, le gargouillement, la diarrhée, la rareté des vomissements, les caractères du pouls qui est plein et régulier, enfin et surtout la marche de la température et l'apparition des taches rosées lenticulaires, font bientôt cesser toute hésitation ; mais, chez l'enfant surtout, la diarrhée manque parfois ainsi que les épistaxis, le ballonnement peut ne pas exister et les phénomènes nerveux prédominent de telle sorte qu'on est dans l'incertitude.

La fièvre typhoïde est très rare avant cinq ans, n'est pas, en général, précédée d'une période prodromique aussi nette ; la soif, vive dans la fièvre typhoïde, manque dans la méningite ; l'état de la langue plus sèche et saburrale dans la dothiénentérie pourrait aussi servir d'indice ; enfin la photophobie n'est pas aussi accentuée dans la fièvre typhoïde. S'il est possible, l'examen ophtalmoscopique sera ici, comme dans tous les cas douteux du reste, d'un grand secours.

Les troubles de la respiration, l'irrégularité du rythme et des caractères du pouls, feront craindre la méningite. Dans le diagnostic différentiel, parfois difficile, de ces deux affections, il faut donc s'entourer de tous les éléments nécessaires, commémoratifs ou autres, et, dans le doute, nous le répétons, se comporter comme si on était en présence d'une méningite, le traitement de cette affection ne pouvant causer aucun préjudice au malade atteint de dothiénentérie.

Dans deux cas de fièvre typhoïde (hommes de vingt-huit et trente-deux ans), où la maladie avait, au début, évolué classiquement, nous avons observé, au huitième et au douzième jour, des symptômes rappelant nettement la méningite : retour suraigu de la céphalalgie, photophobie, dilatation pupillaire, vomissements, constipation remplaçant la diarrhée, lenteur du pouls, etc. Le traitement ordinaire n'ayant amené aucune sédation, nous eûmes recours à l'iodure de potassium à haute dose et aux frictions à la pommade iodoformée sur le cuir chevelu, et le résultat fut rapidement favorable. Le premier malade entra en convalescence au dix-septième jour sans nouveaux accidents ; chez l'autre nous vîmes, au bout de cinq jours du traitement des phénomènes méningés, se reproduire les symptômes de la dothiénentérie, qui avait, pendant quelque temps, subi une sorte d'arrêt, même au point de vue de la température, devenue absolument irrégulière ; le malade entrait en convalescence le trente-deuxième jour après le début de son affection.

Fièvres éruptives. — Les fièvres éruptives peuvent s'accompagner chez l'enfant de symptômes nerveux graves : céphalalgie intense, insomnie, agitation extrême, délire ; du côté du tube digestif, vomissements et quelquefois constipation. Mais un caractère commun aux fièvres éruptives permet d'établir avec la méningite tuberculeuse une différence bien tranchée : c'est la *brusquerie du début*, qui survient en pleine santé, sans prodromes; de plus, les caractères propres à chaque espèce de fièvre ne laissent pas longtemps subsister le doute, d'autant plus qu'on observe d'ordinaire ces affections sous forme épidémique. Le catarrhe oculo-nasal de la rougeole, l'angine de la scarlatine, le lumbago de la variole sont les éléments précieux de diagnostic. Pour cette dernière affection surtout, le doute peut avoir lieu au début, car aucune fièvre éruptive ne s'accompagne, en général, chez l'enfant de troubles nerveux aussi graves, de vomissements si fréquents ; ici l'intensité de la fièvre, les frissons, la douleur lombaire si vive — qui se traduit chez l'enfant, ne pouvant encore s'exprimer par une attitude toute spéciale, — enfin et surtout, nous le répétons, la brusquerie du début ne permettent pas l'erreur. Au reste, la variole est une affection qui doit disparaître et qui ne sera plus en France qu'un souvenir pathologique, quand une loi, sage et utile entre toutes, aura rendu la vaccination et les revaccinations absolument obligatoires. Enfin l'apparition de l'éruption lèvera tous les doutes s'ils existaient encore.

Rappelons ici que les fièvres éruptives, surtout la rougeole, peuvent servir de causes occasionnelles à l'apparition de la méningite.

Apoplexie méningée. — L'apoplexie méningée est commune chez les enfants nouveau-nés, mais se produit rarement après quelques mois ; indépendamment de ce fait, la brusquerie du début, qui se manifeste souvent par une attaque de convulsions, suivie de la perte des mouvements volontaires et de contracture, permet, le plus souvent, d'éliminer l'hydrocéphalie.

Méningite aigue. — Le diagnostic différentiel avec la méningite aiguë se base sur les symptômes suivants : la phlegmasie franche se produit, de préférence, chez les enfants robustes, exempts de stigmates scrofuleux, n'ayant aucune tare héréditaire, aucun antécédent personnel de nature tuberculeuse; la méningite granuleuse, au contraire, se montre chez les enfants débiles, atteints d'engorgements ganglionnaires, de manifestations cutanées. C'est là une règle générale: rappelons en passant qu'il y a des exceptions.

Un bon élément de diagnostic réside encore dans les phénomènes prodromiques: ils manquent dans la phlegmasie franche, qui éclate brusquement.

La symptomatologie de la méningite aiguë est infiniment plus nette et plus intense; ici la fièvre est très vive, les attaques convulsives sont précoces, répétées, plus violentes; le délire est suraigu, l'agitation extrême, la céphalalgie plus atroce, les vomissements sont plus pénibles et plus rapprochés, la constipation cède plus rapidement. Dans la méningite tuberculeuse, les convulsions ne se produisent qu'à la fin; la céphalalgie a des rémissions ainsi que la fièvre, l'enfant conserve assez longtemps son intelligence, les vomissements sont moins rapprochés, la constipation plus opiniâtre. Le pouls devient rarement irrégulier dans la méningite franche, où il est aussi plus rapide. Les troubles respiratoires, surtout l'irrégularité de la respiration, s'observent de préférence dans la méningite tuberculeuse. Enfin la durée de cette dernière affection est plus longue ; de même que son début a été plus insidieux, sa marche est plus lente et le doute n'est plus permis au bout de quelques jours.

Méningite cérébro-spinale. — La méningite cérébro-spinale se montre principalement vers la fin de la seconde enfance et pendant l'adolescence ; elle est beaucoup plus rare, presque toujours épidémique, tandis que la méningite tuberculeuse est constamment sporadique. L'invasion de la méningite cérébro-spinale est soudaine ; indépendamment du vertige, de la prostration, vomissements, constipation, faiblesse et lenteur du pouls, symptômes communs avec l'hydrocéphalie, elle se caractérise presque immédiatement par un délire violent, des contractures tétaniques affectant les muscles du cou, du dos et du tronc, mais principalement les premiers ; troubles de la sensibilité, tremblements, dilatation des pupilles, tous symptômes qui ne se montrent que tardivement dans l'hydrocéphalie ; dans la fièvre cérébro-spinale, apparaît souvent un exanthème facial qui manque dans la méningite tuberculeuse ; enfin les douleurs rachidiennes, à la pression ou par le mouvement, sont plus intenses dans le premier cas. La durée n'a ici aucune importance, en général un peu plus longue cependant dans l'inflammation cérébro-spinale.

Tubercules du cerveau. — Les tubercules du cerveau, qui ne se produisent que chez les sujets atteints de tuberculose d'autres organes, sont relativement fréquents chez l'enfant, beaucoup plus que chez l'adulte. Rilliet et Barthez ont découvert des tubercules du cerveau chez trente-sept enfants, sur trois cent douze, de un à quinze ans, tandis que, sur cent dix-sept autopsies d'adultes morts de phtisie, Louis ne les a trouvés qu'une fois.

Ici la marche est essentiellement chronique, avec des intermittences parfois très marquées ; on peut observer des prodromes semblables à ceux de la méningite, mais qui disparaissent pendant un temps plus ou moins long. La nature des accidents est, le plus souvent, typique ; les convulsions épileptiformes, généralisées ou partielles, n'ont aucune ressemblance avec celles de la méningite, mais dans certains cas le diagnostic est des plus difficiles, car les tubercules peuvent déterminer une poussée inflammatoire de voisinage et provoquer des symptômes nets de méningite : céphalalgie intense, vomissements, constipation, irrégularité du pouls et de la respiration, dilatation des pupilles ; il faut alors s'éclairer des accidents convulsifs antérieurs, de la marche chronique de la maladie, de la sédation absolue des phénomènes douloureux succédant à une crise aiguë, de l'otorrhée presque toujours coexistante, de l'infiltration tuberculeuse d'organes divers ; enfin de l'âge, la tuberculose du cerveau étant surtout commune avant trois ans.

Fausse hydrocéphalie. — En dehors des symptômes méningés que peut présenter l'enfant dans le cours de certaines affections, typhoïdes ou autres, symptômes décrits par quelques auteurs sous le nom de *pseudo-méningite*, il existe véritablement, dans certaines conditions, une affection simulant la méningite et que l'on a nommée *maladie hydrocéphaloïde* ou *fausse hydrocéphalie*.

Cette affection, non inflammatoire, paraît liée à une débilitation profonde de l'organisme (sevrage trop hâtif, alimentation insuffisante, hémorrhagies, etc.) ; ici la première période, ou période d'irritabilité, peut seule être confondue avec la méningite, en raison de l'excitation spéciale de l'enfant : agitation, soupirs et cris pendant le sommeil, hyperesthésie extrême ; mais la deuxième période, de stupeur ou d'algidité, lève bientôt les doutes, car la tête devient pâle et froide, les fontanelles se dépriment, les extrémités se refroidissent, il n'existe plus de phénomènes convulsifs ; enfin et surtout la fausse hydrocéphalie s'accompagne toujours de diarrhée, souvent abondante et fétide ; néanmoins il faut toujours s'éclairer des antécédents pathologiques.

Méningite syphilitique. — L'inflammation méningée que provoquent parfois les productions cérébrales de nature syphilitique présente une symptomatologie tellement semblable à celle de la méningite granuleuse que le diagnostic différentiel est presque impossible.

On pourrait peut-être s'inspirer des manifestations syphilitiques, cutanées ou autres. Au reste, le même traitement est applicable aux deux affections.

Terreurs nocturnes. — Les vers intestinaux, les troubles gastriques sont fréquemment la cause de terreurs nocturnes, qui, chez les enfants nerveux, peuvent survenir même sans raison. L'enfant, qui se réveille en criant au milieu de la nuit, présente à ce moment un air hagard tout spécial, reste quelque temps avant de reconnaître ses parents éplorés autour de lui ; si, dans ces conditions, on observe de la constipation et des vomissements liés à un état gastrique, l'idée de la méningite tuberculeuse vient presque fatalement à l'esprit ; mais, dans les terreurs nocturnes, le désordre cérébral est soudain, l'enfant s'est couché bien portant ou à peu près, le sommeil redevient calme après la crise et pendant la journée l'enfant n'a ni céphalalgie ni fièvre ; la tête est fraîche, le pouls régulier, toutes les fonctions s'accomplissent normalement ; l'hésitation ne peut donc être de longue durée.

Chorée. — Nous ne citerons que pour mémoire la ressemblance plus ou moins grande des troubles psychiques de la chorée avec quelques symptômes prodromiques de la méningite tuberculeuse. La chorée est surtout fréquente après sept ans, ne s'accompagne d'aucun symptôme fébrile, l'état général demeure indemne ; au reste, les manifestations de cette maladie sont assez typiques pour qu'il soit superflu d'insister.

Otite. — L'otite détermine chez l'enfant des douleurs parfois si vives qu'elle arrache des cris violents au petit malade, qui est agité, se débat pendant son sommeil, porte les mains à la tête, en un mot présente des phénomènes appelant l'attention du côté des méninges : si l'enfant peut parler, il indique lui-même l'organe malade et l'hésitation est de courte durée ; dans le cas contraire, l'absence de vomissements, de constipation, de fièvre qui est très peu accusée quand elle existe, font éliminer la méningite. L'examen de l'oreille lèvera tous les doutes.

Cependant l'hésitation peut durer plusieurs jours en raison du peu d'intensité des symptômes auriculaires ; nous avons observé tout récemment un cas de ce genre.

Angine. — L'angine tonsillaire simple peut donner lieu à des troubles nerveux semblables ; la fièvre est même plus vive que dans l'otite ; les éléments du diagnostic différentiel sont les mêmes que pour cette dernière affection.

Pneumonie. — La pneumonie provoque parfois des troubles cérébraux à forme insidieuse, qui pourraient devenir l'occasion d'une méprise, de courte durée, il est vrai, car l'élévation de la température, les commémoratifs, enfin et surtout l'examen du thorax fixent bientôt le diagnostic.

Fièvre pernicieuse. — Il en est de même de la fièvre pernicieuse à forme cérébrale, dont les symptômes sont presque identiques à ceux de la méningite ; mais cette affection, très rare chez l'enfant, se distingue par la brusquerie du début, la nature et la gravité immédiate de l'accès, l'extrême élévation de la température, les commémoratifs et enfin l'action rapide et merveilleuse du sulfate de quinine.

PRONOSTIC

Le pronostic de la méningite tuberculeuse est extrêmement grave; peu de cas guérissent quand on a dépassé la première période. Nombre de médecins et des plus éminents, disent « aucun cas » et se demandent si les observations de guérison relatées après cette première période avaient réellement trait à la méningite tuberculeuse. Whytt, Guersant, Trousseau, Blache, Barthez, presque tous les contemporains, proclament l'incurabilité absolue de cette affection, à telle enseigne que, en présence des symptômes bien confirmés de méningite granuleuse, la plupart se contentent d'éviter à l'enfant toute souffrance inutile, sans même chercher à lutter. Et pourtant Rilliet, Hahn ont relaté des observations très nettes, suivies de guérison. West cite deux cas de guérison : l'un à la deuxième période, un autre après l'apparition de convulsions suivies de coma. Bouchut croit que la méningite peut être arrêtée dans sa marche à l'aide de moyens convenables, qu'elle peut guérir encore à la deuxième période et même, quoique bien rarement, à la troisième. M. Archambault, dont la compétence est si grande en pareille matière, conclut à l'incurabilité presque absolue de l'affection. Et cependant une preuve palpable de la guérison possible réside dans les faits relatés par Roger, où on voit l'enfant, après avoir guéri d'une première atteinte de méningite tuberculeuse, succomber des mois et des années après une nouvelle attaque, et l'autopsie révéler les traces de la lésion ancienne à côté des signes de la phlegmasie récente. Barth, en 1877, lisait à la Société clinique de Paris un fait de guérison de méningite tuberculeuse qu'il avait observé en 1854.

En 1878, M. Dujardin-Beaumetz communiquait, à la Société Médicale des Hôpitaux, l'observation d'un homme chez qui le diagnostic de la méningite confirmée était basé même sur un examen cérébroscopique absolument probant, et qui guérit parfaitement.

De tels faits, apportés par de tels maîtres, ne permettent plus le doute : la méningite tuberculeuse est curable.

On admet généralement que la guérison est extrêmement rare après la période prodromique ; il ne faudrait pas cependant, comme on a une tendance à le faire, n'ajouter aucune foi aux cas de guérison relatés à la deuxième période et même à la troisième. Pour notre part, nous avons observé des faits de méningite bien confirmée, dont l'une à la période terminale où la guérison a été obtenue.

Quel que soit le cas, il faut donc lutter avec la dernière énergie contre ce mal terrible, qu'on arriverait parfois à vaincre peut-être si on ne se décourageait pas avant l'heure

La méningite qui accompagne une tuberculose généralisée ou bien termine une phtisie pulmonaire ou une cachexie quelconque de nature tuberculeuse est fatalement mortelle et, dans ces conditions, le devoir du médecin est d'éviter, avant tout, une souffrance inutile au petit malade.

En résumé, la guérison s'obtient, plus souvent peut-être qu'on ne le pense, dans la première période ; très rare alors que la maladie est en pleine évolution, elle devient tout à fait exceptionnelle à la période terminale.

La guérison s'annonce par une sédation très nette et assez rapide des phénomènes morbides, surtout nerveux; l'agitation cesse, le sommeil devient calme, la céphalalgie diminue, la chaleur de la tête disparaît, la respiration et le pouls reprennent leur régularité; les phénomènes gastro-intestinaux s'amendent. Cette amélioration n'est parfois que passagère, comme nous l'avons dit déjà ; il faut donc se garder d'un espoir trop prompt, et surtout ne modifier en rien l'intensité du traitement.

TRAITEMENT

Prophylaxie. — En raison de l'extrême gravité de la méningite tuberculeuse, tous les efforts doivent tendre à empêcher l'éclosion de cette terrible maladie, par des mesures prophylactiques rigoureuses et observées avec persévérance. L'enfant né de parents tuberculeux, ou bien dont un frère ou une sœur aura succombé à la tuberculose, méningée ou autre, sera, dès sa naissance, l'objet d'une surveillance constante et soumis à une hygiène propre à combattre la prédisposition morbide : aux nouveau-nés, on donnera une nourrice saine, vigoureuse, choisie avec soin ; à défaut, on alimentera l'enfant au lait stérilisé [1] plutôt que de le laisser nourrir par sa mère, à moins de circonstances toutes spéciales. L'alimentation au sein sera continuée le plus longtemps possible, jusqu'après la sortie des premières molaires. A ce moment, il faudra bien se garder de recourir à une alimentation trop substantielle et excitante. Le lait formera toujours la base de la nourriture, on y ajoutera des potages légers, des œufs. L'évolution des dents sera surveillée avec sollicitude et on devra se tenir prêt à intervenir au moindre accident de ce côté.

L'alimentation de l'enfant plus grand devra consister en un régime assez abondant, simple et nourrissant, sans exagération toutefois ; il faut éviter les excitants de toute nature, café, thé, vins, etc., que l'on donne trop facilement. On doit apprendre aux enfants à manger lentement, à bien mastiquer leurs aliments, au lieu de les

[1] Un moyen simple de stériliser le lait est le suivant : On remplit absolument une bouteille quelconque rincée préalablement à l'eau bouillie ; on la ferme hermétiquement avec un bouchon, de caoutchouc si c'est possible (les canettes à bière rempliraient fort bien le but). On plonge la bouteille (en ayant soin de la suspendre, car elle éclaterait si elle se trouvait en contact direct avec le fond du récipient) dans une solution saturée de sel marin que l'on fait bouillir. Le lait, porté ainsi à une température supérieure à 100 degrés sans avoir bouilli, conserve toutes les propriétés du lait frais, n'a aucun mauvais goût, est fort bien supporté ; on peut, selon l'âge de l'enfant, mélanger au lait, avant cette opération, la quantité d'eau voulue.

avaler avec gloutonnerie, ce qui amène souvent des troubles digestifs notables; les repas seront réglés avec soin. Ces détails, qui peuvent sembler puérils, ont cependant une grande importance.

L'état de l'intestin sera l'objet d'une attention constante de la part des parents, qui devront, chez l'enfant, éviter la constipation avec le plus grand soin [1] et prévenir le médecin au plus léger indice de troubles gastriques, surtout de vomissements survenant sans raison plausible.

Les vêtements devront être chauds, mais il faut se garder de tomber dans un excès qui serait fort préjudiciable à l'enfant; on doit au contraire essayer de l'aguerrir, mais d'une façon prudente et progressive, contre les influences atmosphériques; la poitrine et les pieds seront toujours suffisamment couverts. Les cheveux seront coupés courts, la tête sera peu ou pas du tout couverte pendant le jour (sauf, bien entendu, si l'enfant était exposé au soleil, auquel cas il faudrait protéger la tête avec le plus grand soin), nue aussi pendant la nuit; le lit sera incliné de façon que la tête se trouve élevée pendant le sommeil; on aura recours, de préférence, à des oreillers un peu durs, en crin par par exemple. On fera faire aux enfants des promenades quotidiennes, quel que soit le temps; l'usage des petites voitures, dans lesquelles on promène les enfants tout à fait en bas âge, est souvent préjudiciable, en raison des trépidations continuelles auxquelles elles sont sou-

1 Dans les cas de constipation habituelle chez l'enfant, le massage abdominal méthodique nous a toujours donné d'excellents résultats.

mises; il est préférable de porter l'enfant qui ne peut encore marcher, ou bien il faut choisir des voitures bien suspendues, éviter les cahots, etc. Les jeux et les exercices corporels seront surveillés de près, car, de même que les promenades, ils ne devront jamais aller jusqu'à la grande fatigue ou l'animation trop vive. La vie en plein air devra être conseillée autant que possible, le séjour à la campagne, au bord de la mer, dans les pays de montagnes, sera extrêmement profitable.

Les soins hygiéniques ne devront pas manquer: la propreté corporelle sera entretenue régulièrement par des lotions ou lavages, pour favoriser autant que possible les fonctions de la peau et empêcher les éruptions cutanées, qui résultent souvent d'un manque de propreté.

Le développement intellectuel devra être l'objet d'une attention spéciale et soutenue. Les parents devront veiller à ce que les domestiques, à qui l'on confie trop souvent la garde des enfants, ne surexcitent pas leur imagination par des histoires saugrenues ou effrayantes, propres à leur inspirer une terreur, que l'on croit salutaire et qui n'est que dangereuse. De même on ne saurait trop s'élever contre cette tendance fâcheuse, pour ne pas dire coupable, qu'ont les parents de vouloir faire de leurs enfants de petits prodiges, en exaltant leur intelligence, déjà trop précoce parfois, risquant ainsi de sacrifier leur vie à une puérile vanité. Il faut modérer plutôt la curiosité de ces petits êtres dont l'esprit est constamment en éveil et qui demandent toujours le pourquoi des choses. La fatigue intellectuelle doit être évitée par-dessus tout. On ne doit faire travailler ces enfants que le plus tard possible, d'une façon très modérée, et recourir dans ces conditions aux méthodes si intelligemment imaginées qui constituent de véritables jeux; l'enfant apprend sans fatigue, en s'amusant et souvent avec plus de facilité. En somme, comme le dit si justement M. Dujardin-Beaumetz, on doit avoir toujours ces deux buts bien présents à l'esprit : favoriser par tous les moyens possibles les fonctions de la nutrition et diminuer toutes les causes d'excitation de l'axe cérébro-spinal. Cette proposition du Maître éminent résume la prophylaxie de la méningite tuberculeuse.

Comme médication proprement dite, on peut recourir aux bains salins ou même sulfureux si l'âge de l'enfant le permet. Les bains calmants aux fleurs de tilleul ou feuilles d'oranger trouvent leur indication chez les enfants trop surexcités; l'hydrothérapie, les lotions dont nous avons parlé déjà, et les frictions sèches quotidiennes activent les fonctions de la peau, favorisent la circulation et sont fort utiles. Enfin, on peut soumettre les enfants débiles ou prédisposés à la médication par l'huile de foie de morue, l'iodure de fer, les phosphates alcalins, l'arsenic, etc.; il est préférable alors de recourir plutôt aux solutions simples et aux préparations sirupeuses qu'aux vins médicamenteux dont l'action excitante peut être défavorable. Nous conseillons d'ordinaire un sirop composé à parties égales de sirops d'iodure de fer, lacto-phosphate de chaux, quinquina et antiscorbutique, à une dose variant de une à quatre cuillerées à potage, suivant l'âge. Cette préparation, très facilement supportée par les enfants qui s'habituent sans peine à son goût, un peu désagréable, nous a donné toujours d'excellents résultats.

L'application à la nuque et au bras de vésicatoires ou sétons, que l'on entretient sans relâche, nous paraît être une torture inutile imposée à l'enfant, car il n'est aucunement démontré que ces moyens aient quelque efficacité prophylactique. Cependant Cheyne en rapporte un exemple assez probant : dans une même famille, tous les enfants furent enlevés par la méningite, sauf un à qui on avait eu la précaution d'établir un fonticule à la partie postérieure du cou. On pourrait donc à la rigueur, dans des conditions identiques, établir un exutoire permanent, moyen très populaire, du reste, dans certaines régions.

Contrairement à la théorie humorale, qui veut qu'on respecte les affections cutanées, surtout du cuir chevelu, nous nous élevons contre cette manière de faire. Il est vrai que l'on a vu la méningite tuberculeuse succéder à la suppression de l'eczéma du cuir chevelu ou autre affection cutanée ; nous-même avons observé le fait d'un enfant atteint d'un eczéma généralisé à la tête, à la face et au cou, chez qui la disparition de son affection cutanée, obtenue cependant assez lentement et que nous avions combattue en traitant surtout l'état constitutionnel, fut suivie d'une tuberculose généralisée, qui se termina rapidement par la méningite ; mais cette dernière affection n'a-t-elle pas été, dans ces différents cas, le terme ultime de l'état diathésique ?

Quand on songe aux troubles qu'apporte à la santé de

l'enfant l'existence d'une affection cutanée, à l'agitation et aux démangeaisons permanentes qu'elle occasionne; quand on considère l'état malingre des enfants atteints, depuis quelque temps, de maladies de peau un peu étendues, il nous paraît difficile d'admettre qu'il faille respecter, ou au besoin entretenir, une pareille cause d'affaiblissement.

Il est vrai qu'ici surtout il faut diriger tous ses efforts contre l'état diathésique, se révélant par des manifestations strumeuses ; on cite quelques rares faits de méningite survenue après disparition d'une affection cutanée ; mais combien nombreux sont les cas où la santé de l'enfant est favorablement influencée par cette disparition ! Nous pensons donc qu'il faut combattre avec soin, mais avec prudence, toute éruption cutanée, même chez le sujet prédisposé.

Traitement de la méningite confirmée. — La diversité des moyens qu'on a dirigés contre la tuberculose méningée est, comme toujours, la meilleure preuve de leur inefficacité, pour la plupart du moins. Un mode thérapeutique auquel on a souvent recours et que préconisent nombre de médecins éminents consiste dans les émissions sanguines.

Émissions sanguines. — Il ne faut pas songer évidemment à la saignée générale, qui achèverait d'affaiblir un sujet déjà débilité. L'émission sanguine locale, obtenue par l'application de sangsues aux apophyses mastoïdes ou sur le vertex, peut trouver son indication quand les phénomènes congestifs sont très accusés et que l'enfant est assez vigoureux. Rilliet et Barthez proscrivent l'application de sangsues aux apophyses mastoïdes, dans la crainte d'augmenter la poussée congestive vers la tête, et conseillent de les mettre au siège ou aux extrémités inférieures afin de produire une action à la fois dérivative et déplétive. Quoi qu'il en soit, il faut toujours être très modéré dans cette intervention : deux à quatre sangsues, selon l'âge du malade et la vigueur de sa constitution, suffisent, en général, pour obtenir l'effet désiré et diminuer l'état de congestion du cerveau. L'écoulement du sang devra toujours être restreint et ne jamais dépasser 150 à 200 grammes en une ou plusieurs fois. La soustraction du sang ne peut, de toute façon, trouver son indication que dans la première période ; l'expérience a prouvé que, dans la deuxième et, surtout, la troisième elle augmentait les troubles nerveux.

Pour notre part, n'ayant jamais obtenu dans la méningite tuberculeuse de soulagement réel par l'application des sangsues, nous y avons renoncé depuis longtemps déjà ; en revanche, nous avons recours à la dérivation par les sinapismes promenés sur les membres inférieurs jusqu'à rubéfaction ; mais il faut surveiller leur action et, autant que possible, éviter à l'enfant une douleur qui ne peut que le surexciter davantage.

Révulsifs. — Les révulsifs sont préconisés par nombre d'auteurs : on les emploie sous toutes les formes, vésicatoires, cautères, moxas, pointes de feu, frictions irritantes sur le cuir chevelu ou sur d'autres parties du corps ; on a renoncé presque généralement aux cautères et aux moxas, ces derniers surtout.

On place les vésicatoires aux apophyses mastoïdes, à la nuque, ou même sur toute l'étendue du cuir chevelu préalablement rasé, sur les membres, etc. Appliqués sur une petite étendue, aux apophyses mastoïdes ou à la nuque, ils ne paraissent, de toute façon, porter aucun préjudice au petit malade et la souffrance causée par ce genre de révulsion est très minime ; il n'en est plus de même des larges vésicatoires, qui peuvent augmenter la dysurie et provoquer des phénomènes de cystite malgré toutes les précautions que l'on peut prendre pour les prévenir ; ils occasionnent chez le malade une douleur notable, constante ; le pauvre petit être ne peut remuer la tête sans éprouver une cuisson très pénible, ce qui n'est pas fait certes pour calmer sa surexcitation. Rilliet et Barthez préconisent surtout le vésicatoire quand la méningite a succédé à la disparition d'une affection cutanée.

Que dire de l'irritation du cuir chevelu par la teinture d'iode, la pommade stibiée, l'huile de croton ? La plupart des médecins y ont recours, plus encore même qu'aux vésicatoires. Or, pour que ce mode d'intervention atteigne son but, il faut continuer les frictions ou badigeonnages jusqu'à ce que se produise une pustulation complète, à laquelle succède une suppuration abondante et tenace. La douleur est extrêmement aiguë dans ces conditions et, si l'on songe que la douleur seule, quand elle est suffisamment vive, peut provoquer des convulsions chez un enfant bien portant, on se demande si l'intervention révulsive, faite avec cette intensité, n'est pas plus nuisible qu'utile? C'est pour notre part une conviction absolue.

Ayant eu toujours pour l'étude et la thérapeutique des maladies de l'enfance une prédilection marquée, nous avons, depuis une douzaine d'années, suivi avec soin les cas assez nombreux de méningite que nous avons eu l'occasion de voir; eh bien, nous sommes arrivé à cette conclusion que, chez l'enfant atteint de méningite tuberculeuse, il faut autant que possible empêcher la douleur, non par question d'humanité pure, mais bien parce que la douleur augmente chez le petit malade la surexcitation nerveuse et diminue les chances de guérison. Nous avons renoncé complètement à la révulsion dans le traitement de la méningite tuberculeuse: c'est à peine si parfois nous appliquons un petit vésicatoire aux apophyses mastoïdes.

Application de la pommade iodoformée. — En revanche, il est un autre mode d'intervention auquel nous avons et aurons, sans doute, toujours recours: c'est l'application large de pommade iodoformée sur tout le cuir chevelu, préalablement rasé.

Il semble que ce soit Nilson, puis Loden, en Suède, qui aient employé les premiers l'iodoforme en onctions dans la méningite. Warfwinge, de Sabattsberg, publiait, en 1887, cinq cas de guérison par les onctions à la pommade iodoformée (sur cinq cas traités); en 1888, Brower, dans une série de quatre cas, compte une guérison et trois améliorations, consistant dans la prolongation de la vie du malade, beaucoup plus longtemps qu'avec tous les autres modes de traitement, à l'aide des mêmes onctions iodoformées. Lemoine, de Lille, dit avoir obtenu la guérison chez une jeune fille de quinze ans, par l'iodoforme à l'intérieur (0,50 centigrammes par jour) associé à l'éther. A côté de cela, M. Bouchut n'a obtenu aucun succès dans trois cas traités par cette méthode ; le Dr Truffet, de Morez, n'a pas été plus heureux et les onctions iodoformées n'ont même pas apporté de soulagement à ses petits malades.

Cette différence tient à ce fait, croyons-nous, que la méningite, liée à un état tuberculeux marqué, ou survenant comme le terme ultime d'une tuberculose pulmonaire, est absolument incurable, quel que soit le mode de traitement auquel on ait recours ; la méningite tuberculeuse survenant, au contraire, chez les sujets seulement malingres ou débilités, quoique étant de même nature que la première, est susceptible de guérison et c'est alors que la pommade iodoformée fait merveille ; la maladie est la même, mais évolue sur un terrain plus ou moins favorable, et c'est ce qui explique que Warfwinge, dont la compétence est notoire en pareille matière et dont la bonne foi ne peut être suspectée, a pu obtenir dans une série heureuse cinq guérisons sur cinq cas traités ; alors que M. Bouchut, dont le nom fait autorité dans l'étude des maladies infantiles, n'a obtenu aucun résultat ; il en aura été de même du Dr Truffet.

Pour notre part, depuis deux ans que nous employons d'une façon rigoureuse les onctions à la pommade iodoformée, en y ajoutant, il est vrai, le traitement ioduré dont nous parlerons plus loin, nous avons obtenu, sur treize cas absolument avérés, six guérisons, dont une à la période de convulsions et de coma. De plus, un de nos confrères, le Dr Dubut, de Troyes, a bien voulu, sur notre demande, expérimenter le même traitement et en a obtenu d'excellents résultats.

Comment agit l'iodoforme dans le cas particulier? Nous avouons ne pas trouver une explication physiologique plausible à son action bienfaisante. Nous employons la pommade iodoformée dans la proportion de 20 grammes d'iodoforme pour 100 grammes de vaseline, qui est celle indiquée par le Dr Warfwinge; la dose de 10 0/0 donnée par Nilson, et que nous avions employée tout d'abord, ne paraît pas aussi efficace. Une large onction avec la pommade est faite matin et soir sur toute la tête, y compris le front et même la nuque; la tête ainsi frictionnée est recouverte de taffetas gommé ; par-dessus le tout, nous faisons mettre une calotte de glace. Cette manière de procéder ne nous a jamais donné le moindre accident et presque toujours, pour ne pas dire toujours, a procuré du soulagement aux malades : et c'est bien l'iodoforme qui agit ici, car le soulagement est infiniment moins net quand l'application réfrigérante est faite seule, alors que l'effet bienfaisant s'est fait sentir rien que par l'application de pommade iodoformée.

Dans certains cas de fièvre typhoïde avec phénomènes ataxiques, les onctions à la pommade iodoformée sur la tête nous donnent, depuis que nous les employons, d'excellents résultats; chez deux malades adultes même, présentant au début des symptômes nets de fièvre typhoïde, mais chez qui, comme nous l'avons relaté déjà, les antécédents, l'extrême acuité et la persistance de la céphalalgie, les vomissements, la constipation, la photophobie, la lenteur du pouls et la marche irrégulière de la température nous avaient fait craindre la méningite, nous avons eu recours au traitement par les onctions iodoformées avec l'iodure à haute dose et nous avons obtenu guérison ; aucun de ces deux malades n'était syphilitique.

L addition d'une vessie de glace nous a toujours paru augmenter l'effet calmant des frictions iodoformées.

Applications froides. — Ceci nous amène à parler des applications ou affusions froides dans le traitement de la méningite. Disons, dès l'instant, que les affusions froides, qui, pour avoir quelque efficacité, doivent être employées sous forme d'irrigation continue, sont d'une application assez difficile dans la pratique courante, car il est presque impossible de préserver le corps du malade de l'humidité, à moins de recourir à des appareils spéciaux, tels que ceux de Dumontpallier par exemple. Les compresses ont l'inconvénient de se chauffer rapidement, ce qui oblige à les renouveler fréquemment, sous peine d'exposer la région à une réaction dangereuse. Restent la calotte de glace ou, à défaut, de simples vessies que l'on remplit incomplètement de glace réduite en petits fragments. Guersant, Barthez, Archambault en proscrivent l'emploi et lui préfèrent les simples compresses imbibées d'eau fraiche ; l'application continue de la glace paraissant être, dans certains cas, une source de douleur, en raison de la réfrigération trop accentuée : cet inconvénient ne paraît pas se produire ici, grâce sans doute à la couche de pommade et au taffetas imperméable qui recouvrent la tête.

Pour notre part, nous avons renoncé aux compresses froides pour recourir exclusivement à la glace et sommes très satisfait des résultats obtenus. Si le poids de la vessie paraissait gêner l'enfant, on pourrait la suspendre à une potence de façon qu'elle recouvre en calotte la tête du malade, sans que le poids en soit ressenti complètement. Dès que la glace est fondue, il faut la remplacer pour éviter la réaction et, de peur qu'elle se produise daus l'intervalle, il est prudent d'avoir toujours à sa disposition deux vessies.

Si la réfrigération paraissait exaspérer la douleur, il faudrait évidemment la supprimer ; dans ce cas on remplacerait le taffetas gommé par une simple compresse, en raison de la chaleur qu'occasionne le maintien de la toile imperméable seule.

L'application continue du froid a pour but de diminuer la congestion méningée ; quoi qu'il en soit, elle présente le plus souvent, de la façon dont nous l'employons, l'incontestable avantage de modérer la douleur de tête et, comme conséquence, de procurer du calme au malade. Il faut donc sans hésiter y avoir recours.

Purgatifs. — La constipation doit être mbattue énergiquement et avec persévérance par des purgatifs, qui produisent en même temps une dérivation sur le tube digestif ; de tous, celui qui jouit de la plus grande vogue est, sans contredit, le *calomel*, à qui on a voulu attribuer une action curative toute spéciale de la méningite. Trousseau l'administrait à doses fractionnées, jusqu'à produire de la salivation ; nombre de médecins ont suivi son exemple et l'emploi du calomel est, pour ainsi dire, de règle dans la méningite. Une réaction s'est faite heureusement contre l'abus de cet agent thérapeutique ; les guérisons qu'on lui attribuait avaient trait, sans doute, à de l'inflammation méningée, occasionnée par la présence de productions de nature syphilitique (Dujardin-Beaumetz) ; il est bien reconnu, aujourd'hui, que l'administration répétée du calomel est plus nuisible qu'utile et les Anglais eux-mêmes, qui en étaient prodigues, en raison de ses propriétés altérantes, n'en n'usent plus qu'avec modération. Pour notre part, nous croyons utile d'administrer, au début, mais à dose assez forte, le calomel, qui a le double avantage d'agir comme purgatif et comme vermifuge. Dans les cas où les troubles cérébraux sont liés à la présence des vers intestinaux, une dose de calomel, qu'on peut alors répéter sans crainte le lendemain en l'associant à la santonine, suffit parfois à faire disparaître tous les troubles nerveux.

Nous avons observé il y a deux ans, à Tunis, un fait de ce genre absolument typique : nous fûmes appelé par un distingué confrère, le Dr M..., auprès d'un enfant de cinq ans qui présentait des phénomènes bien nets de méningite : agitation nocturne, cris aigus, grincements de dents, photophobie, convulsions partielles, constipation, vomissements ; en un mot, le tableau classique de l'hydrocéphalie aiguë. Comme l'enfant avait maigri depuis quelque temps et présenté des changements bizarres de caractère, le Dr M..... avait porté le diagnostic de méningite tuberculeuse, que nous adoptâmes au premier abord. Le calomel avait été administré dès le début, mais presque aussitôt rejeté par des vomissements : il y avait de cela plusieurs jours, et l'état de l'enfant allait en s'aggravant. D'accord avec notre confrère, nous administrâmes à nouveau une dose plus forte de calomel (0,70 centigrammes en une fois dans un peu de miel), qui fut gardée ; au bout de trois heures, l'enfant rendait une boule d'ascarides et, le surlendemain, grâce à une médication calmante, le petit malade était absolument guéri. Nous l'avons revu quelques mois après en excellente santé.

Le calomel est donc utile au début ; s'il est rejeté une première fois, il ne faut pas craindre de réitérer, mais nous proscrivons absolument son emploi trop répété. Du reste, il faut bien dire que nombre d'enfants sont réfractaires à l'action de cet agent, qui assez souvent provoque des vomissements.

Après le calomel, à quel genre de purgatif convient-il de donner la préférence ? Ici les avis sont partagés : si l'on ne cherche qu'à vaincre la constipation, il faut se contenter de laxatifs doux : huile de ricin, magnésie, manne, séné, sels neutres ; Rilliet et Barthez conseillent de s'en tenir là, reprochant aux purgatifs drastiques de produire une entérite, dangereuse pour le malade. Si l'on veut, au contraire, provoquer une congestion de l'intestin, amener une déperdition séreuse considérable, on peut avoir recours au jalap, à la scammonée, à l'aloès. M. Archambault pense qu'on peut avec avantage chercher à produire cette congestion intestinale; nous nous rangeons absolument à l'avis de ce Maître. Nous avons recours, dans ces conditions, à une petite dose d'eau-de-vie allemande (2 à 5 grammes) associée à une quantité égale de sirop de nerprun; mais nous avons renoncé pour toujours à l'huile de croton, qui dans un cas, quoique donnée avec prudence (un quart de goutte chez un enfant de trois ans), a provoqué une entérite suraiguë qui a certainement hâté l'issue funeste; contrairement à beaucoup d'auteurs, nous conseillons de s'abstenir de ce remède, dont les effets sont trop énergiques chez certains malades. On peut, enfin, combattre avec avantage la constipation par des lavements ou des suppositoires appropriés.

Les vomissements doivent être combattus énergiquement, car non seulement le malade rejette les médicaments, mais il ne s'alimente pas et la faiblesse augmente d'autant.

De nombreux moyens sont mis en usage pour calmer les vomissements: on a essayé l'opium à dose assez forte, de 3 jusqu'à 8 et 10 centigrammes par vingt-quatre heures selon l'âge; il a, paraît-il, l'avantage de calmer en même temps la surexcitation, quand elle est trop vive, mais présente l'inconvénient sérieux d'augmenter encore la constipation; nous y avons renoncé depuis longtemps. On a conseillé aussi l'eau de laurier-cerise, de dix gouttes à 2 grammes à la fois; la liqueur d'Hoffmann, les antispasmodiques, valériane, castoréum, assa fœtida ; le choroforme, de dix à quinze gouttes, l'éther, enfin et surtout l'eau de Seltz, la glace, la potion de Rivière : c'est à ces derniers moyens que nous avons recours de préférence ; de toute façon, il est très utile de faire prendre les aliments, comme les médicaments, sous forme liquide, en petite quantité à la fois et aussi froids que possible. Dans un cas, où les vomissements paraissaient incoercibles, nous avons pu les arrêter en ajoutant, à un peu d'eau de laurier-cerise, une faible dose de cocaïne (un demi-milligramme trois fois par jour). Cependant il ne faut recourir à ce remède qu'à la dernière extrémité, les enfants y paraissant très sensibles. On peut essayer aussi les moyens externes, sinapismes, petits vésicatoires sur le creux de l'estomac (ce dernier moyen nous a donné un succès) ; en dernier ressort, certains auteurs conseillent de pratiquer à la région épigastrique l'injection hypodermique d'une faible dose de morphine.

Calmants. — Contre les phénomènes nerveux, la surexcitation cérébrale, les convulsions, on peut employer les opiacés, que nous méconseillons pour les raisons indiquées plus haut ; les antispasmodiques, valériane, musc, castoréum, assa fœtida, camphre ; les calmants, dont nous avons parlé déjà : eau de laurier-cerise, éther, chloroforme ; les médicaments les moins infidèles paraissent être, dans le cas particulier, le bromure de potassium et le chloral.

West a obtenu de bons résultats de l'aconit, à la dose d'une petite goutte toutes les quatre heures pour un enfant d'un an ; Ellis recommande l'emploi de la gelsémine et de la scutellarine, qui exercent, d'après lui, une sédation très puissante sur les phénomènes nerveux. Grenwey dit avoir obtenu une amélioration rapide, puis une guérison dans un cas très grave par l'emploi du phosphore ; l'auteur conseille autant de fois 1 et même 2 milligrammes de substance active que le malade compte d'années. Nous avouons n'avoir jamais essayé ce mode de traitement, que nous tenons pour dangereux.

Pour notre part, nous avons recours, dans tous les cas et avec un réel avantage, au bromure de potassium associé à de l'hydrate de chloral et au valérianate de zinc. Nous formulons de la sorte la médication calmante pour un enfant de trois ans par exemple :

Bromure de potassium....................	6 grammes
Hydrate de choral........................	2 —
Valérianate de zinc......................	0,20 centigram.
Sirop de fleurs d'oranger................	40 grammes
Hydrolat de tilleul......................	60 —

à faire prendre une cuillerée à entremets, matin et soir.

Le goût de ce mélange est peu agréable, il est vrai, mais les enfants le prennent et le supportent bien, si l'on a la précaution de le donner très froid.

Antipyrétiques. — Il est toujours prudent, au moins au début, de donner les sels de quinine, dont plusieurs affections pouvant simuler la méningite sont rapidement justiciables ; en raison de la difficulté d'administration chez l'enfant du sulfate de quinine à l'intérieur, on peut employer ce sel sous forme de pommades en frictions sur les aisselles ou les aines, ou bien encore en lavements. On peut user aussi de suppositoires au chlorhydrate de quinine, qui, grâce à sa solubilité, peut être administré en injections hypodermiques; on ne doit pas dépasser la dose de 30 centigrammes (Dujardin-Beaumetz).

L'antipyrine nous a paru, dans la méningite même confirmée, agir assez favorablement, moins comme antithermique, dont l'action n'est pas ici bien utile, que comme analgésique ; à la dose de 60 centigrammes en trois fois chez l'enfant de trois à quatre ans, elle a, dans plusieurs cas, semblé diminuer la céphalalgie. Nous n'avons essayé que deux fois et sans succès l'acétanilide.

Médication empirique. — Citons pour mémoire les frictions mercurielles sur la tête, le cou et les aisselles (Abercombie, Guersant), auxquelles on a presque universellement renoncé.

L'extrait de feuilles de noyer (Luton), le sulfate de potasse, la scille, la digitale, dont l'usage a été préconisé par quelques auteurs, sont complètement abandonnés.

Iodure de potassium. — Mais une médication que nous ne craignons pas de considérer comme presque spécifique réside dans l'emploi de l'iodure de potassium à haute dose.

L'iodure a été expérimenté depuis longtemps par Bloche, Coindet, Bourrousse de Laffore, Copland, Bonamy (de Nantes), mais son emploi ne parut point réaliser les espérances qu'il avait fait concevoir ; M. Archambault [1] l'a expérimenté depuis 1852, à la dose de 1 à 3 grammes par jour, sans le moindre résultat, et il n'hésite pas à affirmer que la terminaison funeste a été, dans ces cas, plutôt hâtée qu'éloignée. Au contraire, Niémeyer, Ellis, Stévens, ont retiré de l'emploi de l'iodure de sérieux avantages. Ellis [2] croit « que la raison pour laquelle beaucoup de praticiens n'ont pas obtenu de bons résultats après l'emploi de ce remède est qu'ils l'avaient fait précéder pendant quelques jours de calomel à doses répétées, qui font autant, sinon plus de mal, que l'iodure peut faire de bien ».

Depuis quelque temps on a de nouveau recours, et de plus en plus, dans le traitement de la méningite, à l'iodure de potassium, que préconise surtout le Prof. Grasset, de Montpellier.

Depuis plus de deux ans que nous employons dans la méningite l'iodure de potassium à haute dose, nous n'hésitons pas à en affirmer l'efficacité réelle.

Et certes il ne s'agissait pas, dans les cas où son emploi a été suivi de succès, de méningites syphilitiques, car, sur les six observations nettes de guérison, nous n'avons rencontré qu'une fois la syphilis chez le père : l'iodure est donc indiqué de toute façon.

Et, d'abord, étudions-le comme agent de prophy-

1 *Dictionnaire pratique des sciences médicales*, article *Méningite*.
2 *Manuel pratique des maladies des enfants*.

laxie : chez les enfants qui, par leurs antécédents de famille ou personnels, sont prédisposés au lymphatisme, à la scrofule ou à la tuberculose, et, à plus forte raison, s'ils en ont des stigmates, nous conseillons presque invariablement, en dehors des mesures hygiéniques spéciales, l'iodure de fer, le phosphate de chaux et le quinquina sous forme de sirops, auxquels on peut ajouter un peu de glycérine, pour éviter la constipation, n'aimant pas recourir, dans ces conditions, aux vins médicamenteux. Pour peu que cet enfant prédisposé vienne à offrir des phénomènes prodromiques éveillant l'idée de méningite possible, nous y associons l'iodure de potassium à dose assez élevée, de 25 centigrammes à 1 gramme par jour, suivant l'âge et, surtout, suivant la netteté des symptômes. Nous faisons continuer cette médication, pour laquelle, quoi qu'on en ait dit, l'enfant présente une tolérance remarquable, jusqu'à disparition complète des symptômes alarmants, recommandant soigneusement aux parents de reprendre l'usage de l'iodure à la moindre menace. Nous avons vu ainsi, dans certains cas, disparaître d'une façon définitive des phénomènes prémonitoires, parfois accentués et groupés de façon à constituer plus qu'une présomption, et cela chez des enfants manifestement prédisposés; après une médication un peu prolongée par l'iodure, ils reprenaient leur gaîté, leur embonpoint, une santé florissante en un mot. Nous sommes très sincèrement convaincu que, plus d'une fois, nous avons pu, de la sorte, éviter la méningite.

Une preuve bien éclatante de l'efficacité de l'iodure

comme moyen prophylactique vient de nous être donnée il y a peu de temps : nous avons soigné, il y a un an, un petit garçon de cinq ans et demi, qui avait, dans ses antécédents héréditaires et personnels, la tuberculose et la scrofule Cet enfant était blême, maigre, chétif et s'étiolait depuis quelque temps avec rapidité ; il présentait, en outre, des symptômes nerveux typiques et des troubles digestifs marqués. Convaincu que nous étions en présence d'une menace de méningite, nous soumîmes l'enfant au traitement par l'iodure de potassium de la façon que nous avons indiquée. Au bout d'un mois, la santé s'était rétablie complètement. Malheureusement tout traitement fut cessé et, quatre mois après, en octobre 1892, les mêmes phénomènes se reproduisirent, qui furent de nouveau enrayés par l'iodure. Nous insistâmes auprès des parents pour faire suivre pendant tout l'hiver une médication par le sirop composé associé à l'huile de foie de morue; cédant aux répugnances de l'enfant, on cessa bientôt leur emploi. Au milieu de mars 1893, nouvelle apparition de phénomènes prodromiques. Appelé aussitôt, nous recommandâmes avec insistance de reprendre le traitement ioduré, prévenant à nouveau de la menace de méningite. Lassés sans doute de nous voir conseiller toujours la même médication, qui pourtant avait réussi jusqu'alors, les parents n'eurent plus recours à nous et appelèrent un confrère, qui ne partagea point notre crainte ; l'iodure ne fut pas repris : or, dans les premiers jours de mai, après une exagération progressive des symptômes prémonitoires, la méningite se déclarait chez l'enfant

T..., qui mourut dix jours après. Nous conseillons donc fermement l'emploi de l'iodure de potassium comme préventif.

Quand la méningite est confirmée, il ne faut pas hésiter à recourir à des doses massives ; nous n'avons jamais observé d'accidents graves liés à l'iodure, pour lequel, nous ne craignons pas de l'affirmer à nouveau, l'enfant présente une tolérance remarquable.

Archambault donnait de 1 à 3 grammes par jour; Bourrousse de Laffore ne dépassait pas 2 grammes ; le Prof. Grasset va plus loin et voici la méthode qu'il conseille : faire prendre, le premier jour, deux cuillerées à soupe d'une solution de 10 grammes d'iodure pour 300 grammes d'eau, quatre cuillerées le second jour, six le troisième, huit le quatrième, et continuer à huit, soit 4 grammes par jour.

Nous sommes absolument partisan de ces doses élevées, que nous dépassons même presque toujours ; il y a deux ans à Tunis, où nous étions alors comme médecin militaire, nous avons donné 3 grammes par jour à une petite fille de dix-huit mois qui a guéri ; dans la même ville, nous avons obtenu guérison chez un petit garçon de cinq ans, avec 5 grammes par jour. Nous atteignons toujours et rapidement cette dose chez l'enfant au-dessus de trois ans pour peu que les phénomènes morbides ne s'amendent pas. Nous prescrivons d'ordinaire une potion contenant par cuillerée à café 50 centigrammes d'iodure : on donne une petite cuillerée toutes les deux heures jusqu'à concurrence de la dose voulue ; il est bon, en effet, de réduire, autant que possible, la quantité de liquide à faire absorber, en raison de la facilité avec laquelle l'enfant vomit. Le mauvais goût de l'iodure doit être masqué par une addition aromatique quelconque, sirop de fleurs d'oranger, écorce d'oranges amères, citron, menthe, anis, etc.; nous recommandons à nouveau de le faire prendre très froid: l'enfant l'absorbe et le tolère mieux.

Combien peut-on donner d'iodure par jour? L'observation suivante, extrêmement intéressante à plus d'un titre, répondra à cette question: Nous fûmes appelé, le 21 janvier de la présente année, auprès de l'enfant J..., âgée de trois ans (exactement trente-quatre mois). Cette enfant nerveuse, chétive au possible, avait eu la rougeole quelques mois auparavant; une bronchite concomitante avait cédé rapidement aux moyens ordinaires, mais l'enfant, déjà faible, le devenait de plus en plus après sa rougeole, maigrissait à vue d'œil, ne s'alimentait pas, présentait des phénomènes nerveux bizarres, dont malheureusement les parents ne tinrent pas assez compte; ils connaissaient le caractère capricieux de l'enfant et attribuaient à la faiblesse l'exagération de son nervosisme habituel. La petite J..., s'alita le 19 janvier et on nous rappela le 21; nous trouvâmes l'enfant couchée sur le côté, en chien de fusil, la tête tournée vers le mur; elle avait depuis plusieurs jours de la constipation opiniâtre (la constipation était habituelle chez la petite fille) et vomissait depuis le matin; langue un peu collante, légèrement saburrale; tête brûlante, surtout au niveau du vertex; pouls à 132, déjà irrégulier comme force; température 38°,4; respiration rapide, saccadée; rien à l'auscultation; raie méningitique bien nette, ventre souple, non douloureux à la palpation. L'enfant refusait toute nourriture, repoussait même sa mère, criait et se débattait quand on voulait l'examiner. Depuis quelques jours elle était très agitée la nuit, grinçait des dents, se réveillait brusquement au milieu de cauchemars. Les pupilles étaient contractées, encore égales; l'enfant fermait les yeux avec force et fuyait la lumière qui semblait lui être très pénible; cette photophobie existait déjà depuis l'avant-veille, paraît-il. Disons dès l'instant que chez les antécédents directs on ne trouvait ni syphilis ni tuberculose; cette dernière affection avait existé chez des collatéraux.

Les symptômes morbides étaient si nets que l'idée de méningite nous vint immédiatement à l'esprit. Après avoir examiné la bouche et les oreilles, où rien d'anormal n'existait, nous fîmes prendre 45 centigrammes de calomel, qui fut rejeté; la même dose administrée le lendemain fut conservée et l'enfant eut une garde-robe peu abondante; pas de vers intestinaux. Immédiatement, nous instituâmes le traitement par les frictions sur le cuir chevelu rasé, avec la pommade iodoformée, la vessie de glace, l'iodure de potassium; pour diminuer l'excitation, la potion calmante dont nous avons donné la formule. La dose d'iodure fut, pour le premier jour, de 1 gramme et demi seulement, augmentée de 50 centigrammes par jour jusqu'à 3 grammes, qui furent continués jusqu'au huitième jour où, devant l'exagération des symptômes, elle fut portée à 5 grammes.

Malgré le traitement, les accidents s'aggravèrent

rapidement : le 27 janvier (sixième jour de traitement) l'enfant poussait à tout instant le cri hydrencéphalique, la tête était brûlante, le pouls nettement irrégulier, il y avait du strabisme ; le mâchonnement, les grincements de dents et les tics convulsifs se succédaient, la constipation était opiniâtre ; il existait de l'anurie presque absolue ; les vomissements étaient incoercibles malgré tous les moyens employés, au point que nous dûmes, pendant plusieurs jours, soutenir la petite malade à l'aide de lavements alimentaires.

Chose étrange et heureuse, les médicaments donnés, il est vrai, glacés et en très petite quantité à la fois, étaient presque toujours conservés : on faisait prendre à nouveau le médicament quand il était vomi.

Rien n'y fit : la maladie suivit son cours et si rapidement que, le 1er février, l'enfant était dans une situation absolument désespérée ; tout le côté droit était paralysé, avec contracture des membres en pronation et adduction ; les yeux, en strabisme convergent, étaient vitreux, les pupilles dilatées et insensibles ; de temps en temps survenaient des convulsions éclamptiques, puis l'enfant retombait dans un véritable coma. La mort paraissait imminente, et l'entourage de l'enfant la souhaitait presque, tant le spectacle de cette agonie était pénible. Malgré tout, et purement, nous l'avouons, par acquit de conscience, nous recommandions de continuer l'iodure jusqu'au bout ; on arrivait encore à faire avaler les médicaments et les vomissements avaient cessé.

Nous quittâmes la petite malade le 1er février à six heures du soir, persuadé de ne pas la retrouver vivante le lendemain. En partant, nous disions à la mère éplorée que, si le salut pouvait être quelque part, il résidait dans l'emploi de l'iodure dont, pour ne pas en manquer, on avait fait préparer deux potions à la fois, contenant 5 grammes chaque.

Le lendemain matin, revenu auprès de la malade avec la certitude de n'avoir qu'à constater le décès, nous fûmes littéralement stupéfait de trouver chez la pauvre enfant une amélioration manifeste : la contracture avait diminué, les yeux étaient moins fixes et vitreux, tout l'ensemble des symptômes semblait, en un mot, avoir subi dans ce court espace de temps une sédation très appréciable ; or, nous n'hésitons pas à attribuer cette détente inattendue à ce fait, que la mère affolée avait donné à son enfant tout l'iodure qu'elle avait sous la main ; cette petite fille de moins de trois ans avait absorbé, en *quinze* heures, 10 grammes d'iodure de potassium ! Elle en prit encore 5 grammes dans la journée et autant les jours suivants ; l'amélioration s'accentua de telle façon que, le 6 février, l'enfant paraissait hors de danger : tous les phénomènes morbides s'amendèrent petit à petit. La petite J... conserva seulement de sa méningite un affaiblissement du côté droit et une parésie des membres inférieurs, que la continuation de l'iodure, des frictions stimulantes et des bains sulfureux firent disparaître au bout de quelques semaines. Ce fait de guérison est si extraordinaire qu'il peut paraître invraisemblable : il est pourtant rigoureusement exact.

Les seuls inconvénients, assez sérieux, il est vrai, de l'iodure dans le cas particulier consistèrent en cinq abcès siégeant tous dans la région dorso-lombaire et pour lesquels nous fûmes appelé le 16 février ; nous les incisâmes largement tous, il y eut des flots de pus, mais la guérison fut rapide et, sauf la paraplégie, qui dura quelque temps encore, aucun nouvel accident ne survint. La petite J... est depuis lors à la campagne et se porte mieux que jamais, paraît-il.

Veut-on un autre exemple de la tolérance des enfants pour l'iodure ? Nous étions, tout récemment, appelé en consultation par un confrère des environs auprès d'un enfant de six ans qui présentait des symptômes nettement méningés : agitation nocturne, grincements de dents, céphalalgie, chaleur à la tête, tics convulsifs de la face, photophobie, léger strabisme, pouls irrégulier comme force, tache cérébrale très nette ; quelques vomissements au début. Il existait de l'embarras gastrique : le calomel, administré aussitôt, produisit une garde-robe. Quoiqu'il n'existât, en somme, que de fortes présomptions de méningite, nous instituâmes, dès le début, d'accord avec notre confrère, le traitement par les frictions iodoformées avec application de glace et l'iodure à haute dose ; l'enfant prit 5 grammes le lendemain de notre visite, 7 grammes et demi le surlendemain.

Notre confrère, qui préparait lui-même le remède, en fit une solution beaucoup plus concentrée (30 grammes sur 150 au lieu de 15 grammes) ; les parents, ayant mal compris ses instructions, continuèrent l'administration du médicament de la même façon, et le petit R... prit ainsi 15 grammes d'iodure pendant deux jours consécutifs. Les symptômes s'amélioraient rapidement: le cinquième jour après le début du traitement, l'enfant, qui n'avait accusé jusqu'alors aucune souffrance du côté des oreilles, fut pris d'une vive douleur à l'oreille gauche qui, le lendemain, était le siège d'un écoulement coïncidant avec une sédation presque complète des accidents morbides. Malgré l'absence au début de phénomènes inflammatoires, l'otite avait été vraisemblablement la cause des symptômes méningés, et nous n'avions pas eu affaire à une méningite tuberculeuse vraie ; aussi ne citons-nous ce fait que pour démontrer une fois de plus la remarquable tolérance de l'enfant pour l'iodure de potassium qui, dans le cas particulier, fut continué, plusieurs jours encore, à la dose de 5 grammes, sans causer le moindre préjudice.

Nous avons obtenu, depuis un an, grâce à l'emploi de l'iodure, sur sept cas de méningite bien nette, quatre guérisons (deux enfants de deux ans et demi, un de trois ans, un de quatre ans) ; nous avons relaté l'observation d'un de ces cas. Un autre enfant de vingt-huit mois, dont le frère aîné, âgé de six ans, était mort quelque temps auparavant de méningite tuberculeuse, a été soigné en consultation avec un confrère distingué de Troyes.

Plusieurs fois nous nous sommes trouvé en présence d'affection rappelant la méningite à s'y méprendre, mais n'ayant pas dépassé la première période et qui ont toujours guéri par l'iodure à haute dose. Nous ne les comptons pas comme méningites, en raison du doute que peut laisser le diagnostic. Quoi qu'il en soit, nous n'avons jamais eu d'accident par l'emploi de l'iodure.

Nous ne saurions donc trop recommander cet agent thérapeutique.

Alimentation. — L'alimentation du petit malade doit être l'objet d'une attention particulière ; il est périlleux d'alimenter d'une façon trop substantielle, mais peut-être plus dangereux encore de ne pas alimenter suffisamment. Dans tous les cas, les stimulants doivent être évités, au moins au début ; sauf dans la période comateuse, nous proscrivons d'une façon absolue le champagne, conseillé par quelques auteurs et qui, même à petite dose, peut augmenter la surexcitation, comme nous l'avons observé deux fois.

Chez les tout jeunes enfants, le lait, le bouillon de poulet, le bouillon de veau léger, l'eau d'orge, l'eau panée, doivent constituer la base de l'alimentation, le tout donné très froid, glacé même, et par petites quantités à la fois.

Chez l'enfant plus grand, la nourriture sera plus substantielle; ici on peut, outre le lait qui reste un aliment toujours précieux, donner le bouillon dégraissé, le thé de bœuf, le jus de viande ; si ces aliments sont supportés, on peut essayer les œufs, les purées de viande (Grasset); nous conseillons d'ordinaire une infusion de viande crue hachée sur laquelle on a versé du bouillon en pleine ébullition, et de la gelée de viande; celle-ci surtout, donnée glacée et par petites cuillerées, est fort bien supportée en général et constitue un excellent aliment.

Parfois, malgré tous les efforts dirigés contre eux,

les vomissements sont tellement intenses qu'ils rendent presque impossible l'alimentation. Il faut alors recourir aux lavements alimentaires ; c'est ainsi que nous avons nourri, pendant quatre jours, l'enfant J... qui a si merveilleusement échappé à la mort, dans les circonstances que nous avons relatées.

Le mode de préparation que nous prescrivons est le suivant :

Huile de foie de morue. . . deux cuillerées à soupe.
Jaune d'œuf. . . . . n° 1.

On émulsionne et on ajoute :

Bouillon concentré (ou vin de Bordeaux s'il n'y a pas trop de surexcitation). . . . . un verre à bordeaux.
Peptone [1]. . . . . une demi-cuillerée à soupe.

Mêlez, — pour un lavement.

Ces lavements, répétés deux fois par jour, sont bien conservés en raison du peu de susceptibilité de l'intestin ; dans le cas contraire, on peut y ajouter une goutte de laudanum.

En cas de faiblesse trop grande, l'extrait de quinquina à petite dose peut être conseillé.

Hygiène de l'enfant malade. — Les conditions hygiéniques dans lesquelles se trouve l'enfant malade ont une grande importance ; la chambre doit être autant que possible large, vaste, aérée ; il faut y maintenir une ventilation constante par la fenêtre ouverte en perma-

[1] Nous nous sommes toujours servi de la peptone Defresne.

nence, plus ou moins évidemment selon la température extérieure. En hiver, il doit y avoir du feu nuit et jour, mais jamais trop, la température ne devant, en aucun cas, excéder 17° au grand maximum; celle de 15° semble la plus convenable. On placera, bien entendu, le berceau de l'enfant en dehors de tout courant d'air possible. On mettra un oreiller un peu dur, en crin par exemple; la tête sera maintenue assez élevée.

Le petit malade est très sensible à la lumière, au bruit, qui provoquent chez lui la douleur et augmentent sa surexcitation; il est donc de toute nécessité de maintenir la chambre dans une demi-obscurité et d'éviter le moindre bruit, aussi bien dans la pièce même qu'au dehors. On ne doit laisser auprès de l'enfant que le nombre strict de personnes qui ont à lui donner des soins. Il faut bien persuader à la mère que la véritable manière de prouver son amour ne consiste pas, comme on le voit souvent, à couvrir constamment son enfant de larmes et de caresses, ce qui le fatigue horriblement, mais, au contraire, à rester énergique et calme. En un mot, il faut laisser le petit malade au repos le plus complet possible.

Ces détails ont pour nous une telle valeur qu'ils font, pour ainsi dire, partie intégrale du traitement.

Conduite a tenir auprès d'un enfant soupçonné de méningite. — En résumé, la conduite à tenir auprès d'un enfant présentant des signes de méningite nous paraît être la suivante:

Après s'être informé rapidement des circonstances qui ont précédé la maladie, avoir élucidé autant que possible l'influence étiologique, il faut procéder sans retard à l'examen complet du malade, rechercher les affections pouvant déterminer les troubles cérébraux. Avant tout, on doit examiner la bouche de l'enfant, s'il est à la période de dentition, et, sans hésitation aucune, inciser les gencives qui seraient rouges, gonflées, tendues, douloureuses; les troubles nerveux qui auraient leur origine dans l'évolution difficile des dents cesseront souvent comme par enchantement. Cela fait, il est toujours prudent de donner une dose de calomel, 30 à 60 centigrammes, auquel on associe un peu de poudre de santonine, si l'on soupçonne des vers intestinaux. Après l'effet du calomel, on administre d'abord les calmants, bromure, chloral, valérianate de zinc. Si, le lendemain, tout n'est pas à peu près rentré dans l'ordre, nous conseillons d'instituer sans retard le traitement suivant, que l'on commencerait d'emblée si les symptômes de la méningite étaient bien nets : faire raser la tête, sur laquelle on pratiquerait deux fois par jour une large onction à la pommade iodoformée à 20 0/0 ; protéger par une enveloppe de taffetas gommé, et recouvrir d'une vessie de glace. Continuer la potion calmante matin et soir, et dans la journée administrer l'iodure de potassium. Ne pas craindre d'arriver rapidement à une dose élevée, son emploi étant sans inconvénients sérieux. Si le cas semblait désespéré, essayer même des doses massives.

Combattre la constipation par des laxatifs, lavements ou suppositoires appropriés.

Tenter de calmer les vomissements par les divers moyens que nous avons énoncés.

Exercer, à l'aide de sinapismes qu'on promène sur les membres inférieurs, une dérivation assez active ; au besoin, mettre à la nuque ou derrière les oreilles de petits vésicatoires. Ne pas insister trop sur les révulsifs, souvent très douloureux et, partant, nuisibles.

Si l'on trouve à l'auscultation quelques signes thoraciques, l'application autour du corps de larges cataplasmes sinapisés produit une révulsion locale et générale excellente et peu douloureuse. Peut-être pourrait-on essayer, au début, les bains sinapisés.

Obscurité dans la chambre, qui sera suffisamment aérée ; silence autour du petit malade, qu'on laissera au repos le plus complet possible.

Comme alimentation et boissons, lait, bouillon, thé de bœuf glacé, gelées de viande, boissons délayantes, au besoin lavements alimentaires.

Quand l'enfant est guéri de sa méningite, il faut, pendant longtemps encore, continuer l'usage de l'iodure ; nous conseillons alors le sirop composé dont nous avons parlé comme traitement dans la période prodromique. On doit avec plus de rigueur que jamais surveiller l'hygiène et recourir aux mesures préventives. Grâce à ces précautions, nous n'avons pas encore observé de récidives chez nos petits malades dont l'état de santé est devenu plus florissant que jamais.

Nous serions heureux que les considérations que nous avons émises pussent empêcher le découragement chez le médecin qui se trouve aux prises avec la méningite et l'engager, au contraire, à lutter avec la dernière énergie contre cette affection si meurtrière.

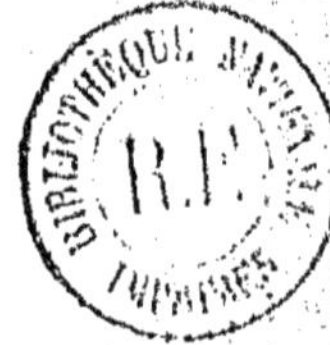

TABLE DES MATIÈRES

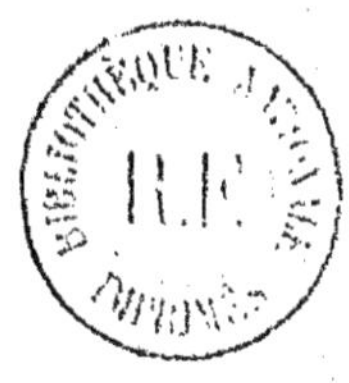

Tours, imp. Deslis Frères, rue Gambetta, 6.

cin a

cartonné sp

Travaux d'opthal

Manuel du candidat

de la réserve et de l'arm

Légion d'honneur. In-12 de 38

L'assistance maritime des enfa

Dr Charles Leroux, médecin en chef du

de l'Œuvre nationale des hôpitaux marins. Préf

membre de l'Académie des sciences, chirurgien de l'Hô

In-8° de 278 pages, gravures et plans.............................

De la valeur et des effets du lait bouilli dans l'allaitement artificie

Dr Henry Drouet, ancien interne des hôpitaux de Paris et de la Maternité

l'hôpital Beaujon. *Ouvrage couronné par l'Académie de médecine.* — In-8° de 136 pages.. 3 fr. »

Hygiène infantile ancienne et moderne. Maillot, berceau et biberon à travers les âges. Auvard, accoucheur des hôpitaux, et Pingat, externe des hôpitaux. — Un volume in-18 jésus, illustré de 85 figures dans le texte........ 1 fr. 50

Cartonné avec dorures spéciales.......................... 2 fr. 50

Le Bacterium coli commune. Son rôle dans la pathologie, par le Dr Maxime Macaigne, ancien interne des hôpitaux de Paris. — In-8° de 170 pages. 4 fr. »

Traité élémentaire de Physiologie, d'après les leçons pratiques de démonstration, précédé d'une introduction technique à l'usage des élèves, par J.-V. Laborde, directeur des Travaux pratiques de Physiologie à la Faculté, membre de l'Académie de médecine. Avec 130 figures dans le texte et 25 planches dans l'introduction. — In-8° de 430 pages.

Broché.. 10 fr. »

Cartonné à l'anglaise, fer spécial.......................... 12 fr. »

Tours. — Imp. Deslis Frères.

www.ingramcontent.com/pod-product-compliance
Ingram Content Group UK Ltd.
Pitfield, Milton Keynes, MK11 3LW, UK
UKHW020402230726
13925UKWH00003B/1226